DAS UN-DENKBARE
TUN

AF191103

Ich bin Gottes Vogel in Seinem Blau,

sing´ himmlisch hoch und klar

die Noten des Wahren und Lieblichen

für der Götter und Engel Ohr.

Sri Aurobindo

Leopold Walter

DAS UN–DENKBARE TUN

Ein integraler Leitfaden zur Bewusstseinswandlung

© 2004 Leopold Walter
Herstellung und Verlag: Books on Demand GmbH, Norderstedt
ISBN 3-8334-0860-X

Inhalt

Vorwort

Dieser Leitfaden soll Mut machen.

Er bringt zwar von seinen Elementen her nichts grundsätzlich Neues; neu ist jedoch die Verknüpfung seiner Elemente: die Integration von Ökologie, neuem wissenschaftlichen Weltbild und Spiritualität, eine umfassendere und ganzheitliche Sicht auf die Welt der Erscheinungen und die geistigen Aspekte menschlichen Seins.
Eine Sicht, die erkennen lässt, dass die globalen Krisen sich nicht von den individuellen Krisen trennen lassen, dass die Entwicklung des Einzelnen das Gesamte nachhaltig beeinflussen kann.

Es wird aufgezeigt, dass es für den einzelnen Menschen oder eine Gruppe Gleichgesinnter durchaus Möglichkeiten gibt, das scheinbar Unabänderliche zu ändern, ja sogar das heute noch Undenkbare zu tun. Es ist ein Leitfaden für Menschen, die sich einerseits von der Esoterik nicht angesprochen fühlen (was durchaus verständlich ist), andererseits aber spüren, dass angesichts der persönlichen und der globalen Krisen eine grundlegende, existenzielle Veränderung sowohl individuell als auch kollektiv notwendig ist – wobei aber sehr deutlich gemacht wird, dass der erste und wichtigste Schritt die aktive persönliche Wandlung sein muss.
Diese Wandlung wird in der Diktion des indischen Philosophen und Mystikers Sri Aurobindo zwar als „Psychische Transformation" bezeichnet, sie hat jedoch universell-spirituellen Charakter und findet sich als innere Disziplin in allen Weltreligionen wieder. Das hat den Vorteil, dass sie unabhängig vom kulturellen Umfeld jederorts begonnen werden kann.

Zu lang ist alles Göttliche dienstbar schon
Und alle Himmelskräfte verscherzt.

Friedrich Hölderlin

I. Die Sackgasse

Das Krebsgeschwür

Zu Beginn des 21. Jahrhunderts steht die Menschheit vor bisher ungelösten ökologischen, ökonomischen und kulturellen Krisen. Unbestreitbar haben 150 Jahre Industrialisierung einem Teil der Menschheit materiellen Wohlstand in vorher nie da gewesenem Ausmaß beschert, gleichzeitig aber die Belastungsfähigkeit des planetaren Ökosystems und des Menschen an deren Grenzen geführt. Die Wachstumsideologie der so genannten Ersten Welt hat zwar vielen Bewohnern zu recht großem materiellen Wohlstand verholfen, der aber schon allein aus ökologischer Sicht für den Rest der Welt unerreichbar bleiben muss. Die Erde wird es nicht verkraften, wenn beispielsweise jeder Inder und Chinese, das sind derzeit über zwei Milliarden Menschen, sich seinen Traum von Eigenheim samt Automobil erfüllt. Nur: Die wachstumsorientierte kapitalistisch organisierte Weltwirtschaft ignoriert beharrlich diese unwiderlegbare Tatsache. Sie kann auch gar nicht anders, weil sie sich sonst selbst in Frage stellen müsste. So breitet sich nach dem Zusammenbruch der sozialistischen, besser: staatskapitalistischen Staaten der Kapitalismus ungehemmt, ja entfesselt über den ganzen Planeten aus. Nichts ist mehr vor ihm sicher: Die Meere werden radikal leergefischt und mit Abwässern verschmutzt, weiterhin die letzten Tropenwälder abgeholzt oder niedergebrannt, die fruchtbaren Böden bis zum Letzten ausgebeutet, die

Atmosphäre durch fossile Brennstoffe vergiftet und aufgeheizt – wider besseres Wissen und trotz zahlreicher internationaler Abkommen, wie das so genannte Kyoto-Protokoll, das die Erwärmung der Erdatmosphäre zumindest verlangsamen soll, aber wegen des Widerstandes der USA kaum das Papier wert ist, auf dem es geschrieben steht. Diesem ökologischen Desaster als Ausformung eines kapitalistisch-materialistischen Leitbildes wird unvermeidlich eine soziale und kulturelle Erosion folgen, wenn die unabdingbaren Grundlagen menschlichen Seins weiterhin in diesem Maße vernichtet werden.

Man müsste angesichts dieser unleugbaren Tatsachen eigentlich radikale Gegenmaßnahmen im Weltmaßstab erwarten. Doch es geschieht trotz internationaler Konferenzen nur recht wenig, obwohl wir längst schon an den Grenzen wirtschaftlichen Wachstums angekommen sind. Die Ressourcen werden immer knapper, die Menschheit wächst ungehemmt weiter, so dass es niemanden verwundern kann, wenn wegen Öl- oder Wasservorkommen Kriege geführt werden. Es gibt zwar Alternativen wie die Solarenergie oder ein intelligentes Wassermanagement, aber die beharrenden Kräfte besonders in den USA setzen ungeachtet der ökologischen Risiken unvermindert auf Wirtschaftswachstum mit fossilen Brennstoffen, ungehemmten Wasserverbrauch und Raubbau an den Böden. Und wer sich dieser Politik in den Weg stellt, wird von der einzig verbliebenen Supermacht wirtschaftlich oder militärisch unter Druck gesetzt.

Da in einem begrenzten System, wie es nun mal unser Planet ist, nichts unbegrenzt wachsen kann, muss dieses auf materielles Wachstum fixierte System früher oder später scheitern. Man könnte diesen wachstumsgläubigen Materialismus mit einem Krebsgeschwür vergleichen: Es wuchert und wuchert, bis das System, das es am Leben hält – der Körper – überfordert ist und stirbt, und mit ihm auch das Geschwür.

Die Kuh wird gemolken

Was diesen Umstand noch verschärft, ist die Abhängigkeit der Gesellschaften von eben diesem wachstumsabhängigen Wirtschaftssystem. So wird die „Kuh" Kapitalismus mehr oder weniger überall auf der Welt „gemolken", um den Staat mit all seinen sozialen Sicherungssystemen zu finanzieren. Es gibt daher in den Industrienationen eine heimliche Übereinkunft zwischen den vom Kapital abhängig Beschäftigten und dem Kapital selbst, zwischen Gewerkschaften und Unternehmern: die Wachstumsideologie. Die Kuh muss also schön gepflegt werden, damit sie auch viel Milch geben kann. Dieser Glaube an Wirtschaftswachstum und dadurch bedingten materiellen Wohlstand für alle hat in den Industrienationen schon die Funktion einer Ersatzreligion eingenommen, ist regelrecht „Sinn stiftend" geworden. Schulen und Krankenhäuser, Sozialleistungen, Autos und Urlaubsreisen – all das ist abhängig vom „Erfolg" einer Volkswirtschaft. Soll heißen: vom möglichst ungehemmten Wachsen der Volkswirtschaft auf nationaler – und auf Kosten anderer – auf internationaler Ebene.

Auch demokratische Regierungen sind Abhängige der Wachstumsideologie, weil sie sonst nicht von den gleichfalls Abhängigen gewählt würden. Regierungen werden heute gewählt, damit sie dafür sorgen, dass das Volk weiterhin das erhält, wovon es abhängig ist. Heute kann sich eine demokratisch gewählte Regierung kaum auf Dauer halten, wenn sie ihren Wählern immer schlechtere materielle Aussichten eingestehen muss. Dieser

Umstand macht die Regierungen immer abhängiger von volkswirtschaftlichen Erfolgen, insbesondere von dem international agierenden Großkapital, den „global playern" unseres Planeten. So wird Demokratie zur Fiktion, weil die eigentlichen politischen Entscheidungen nicht mehr von Parlamentariern, sondern von Aktionären getroffen werden. Dieser Umstand scheint jedoch die breite Masse nicht groß zu stören, solange das System der Verteilung von Geld und Gütern noch einigermaßen funktioniert.

Trotz bisher nicht dagewesenen materiellen Wohlstands steht es um die meisten Menschen in den Industriegesellschaften schlecht: Die Anzahl der Menschen, die von Alkohol oder anderen Drogen, von Psycho-Medikamenten und sonstigen Giften abhängig sind, steigt hier von Jahr zu Jahr. Die so genannten Zivilisationskrankheiten wie Herz-Kreislauferkrankungen, orthopädische Leiden oder das weite Feld der Allergien (in Deutschland leidet fast die Hälfte aller Jugendlichen daran) haben dramatisch zugenommen und – nebenbei bemerkt – einen riesigen medizinisch-technischen Komplex entstehen lassen, der große Profite abwirft.
Man kann durchaus behaupten, dass sich die Menschen hier zunehmend unwohler bzw. kränker fühlen. Eine typische, weit verbreitete Vokabel für dieses Unwohlsein ist „Stress". Stress breitet sich zunehmend auf alle Lebensbereiche aus, sei es im persönlichen Umfeld, am Arbeitsplatz oder gar während der sog. Freizeit. Vielen wird zwar langsam diese missliche Lage deutlich, die meisten wissen aber keine Alternative oder haben nicht genügend Kraft zu Veränderungen.

Der „Teufel Amerika" und der Dämon islamischer Terror

An dieser Stelle könnte man zusammenfassend sagen, dass die industrielle, soziale und kulturelle Entwicklung des Nordens für die Länder des Südens kein Vorbild mehr sein kann. Zu groß ist allein der Ressourcenverbrauch dieser Volkswirtschaften, als dass er auf die bevölkerungsreichen Länder Asiens und Afrikas übertragen werden könnte. Da aber bisher Kapitalismus nur mit Wirtschaftswachstum funktioniert, bleibt den Industrienationen nur übrig, so zu tun, als ob ein Export von westlichen Gesellschaftsmodellen in die sog. Dritte Welt auf Dauer tatsächlich möglich wäre. Da werden nach Indien oder China jede Menge Autos oder Autofabriken verkauft und riesige Kraftwerke für den enorm wachsenden Strombedarf exportiert, ja die ganze Kultur des american way of life wird mittels wirtschaftlicher und Medienmacht über den ganzen Globus ausgeschüttet - „McWorld" überall. Darüber hinaus ist zu beobachten, dass die Führungseliten des Südens, aus den verschiedensten Gründen, überwiegend noch an die europäischen oder amerikanischen Entwicklungsmodelle glauben.

Eine Ausnahme machen hier die islamischen „Gottesstaaten", in denen eine Rückkehr zu rein religiösen Staats- und Lebensstrukturen mehr oder weniger rigoros forciert wird. Feindbild dieser Gesellschaften ist der westliche Lebensstil, verkörpert im „Teufel Amerika". Die Anschläge auf das World Trade Center in New York sind daher durchaus folgerichtig im Sinne radikaler moslemischer Fanatiker. Dabei ist der islamische Fundamentalismus in den letzten Jahrzehnten sehr erfolgreich gewesen: Iran, Afghanistan, Pakistan, Algerien, Türkei, die Staaten am Arabischen Golf – der Erfolg moslemischer Fundamentalisten ist gegen Anfang des 21. Jahrhunderts nicht mehr zu übersehen. Häufig fällt dieser Fundamentalismus gerade in den ärmsten Ländern auf den fruchtbarsten Boden. Der Islam ist dabei, sich zu einer Religion der globalen Verlierer zu entwickeln, eine Religion des Südens zu werden. Der moslemische Fundamentalismus wird dadurch - nicht nur durch Terrorakte - immer mehr zu einer Bedrohung für die Industrienationen des Nordens, die in diesem religiösen Gegenmodell einen Hemmschuh oder eine Gegenkraft für ihre globalen Strategien sehen. Schon wird von einem „Kampf der Kulturen" (Samuel P. Huntington) gesprochen: Ein Kampf zwischen westlich geprägtem Materialismus und einem rückwärts gewandten islamischen Fundamentalismus. Man muss kein Prophet sein, um zu prognostizieren, dass die USA als letztes Mittel ihre Atomwaffen auf Zentren des islamischen Südens richten werden. Dabei ist dieser Kampf auch von westlicher Seite her nicht zu gewinnen, weil eine zunehmend globalisierte Weltwirtschaft den freien Verkehr von Gütern und Menschen zur Voraussetzung hat und damit ein effektiver Schutz vor Terroranschlägen nicht machbar ist.

Der schwache Widerstand

Seit dem Zusammenbruch des so genannten Ostblocks besteht besonders für die westeuropäischen und nordamerikanischen Wirtschaftseliten nicht mehr die Notwendigkeit, als Gegenmodell zum (tatsächlich nie praktizierten) Sozialismus das Modell eines sozial abgefederten Kapitalismus weiter zu verfolgen. So werden seit Ende der achtziger Jahre des letzten Jahrhunderts die nach dem 2. Weltkrieg aufgebauten Sozialprogramme nach und nach beschnitten oder wieder abgeschafft. Möglich wurde diese Politik nur mit dem Druckmittel einer stetig ansteigenden Zahl beschäftigungsloser Menschen, dem Hinweis auf die Globalisierung der Wirtschaft und mit der Notwendigkeit, die als zu hoch angesehene Staatsverschuldung abzubauen. Die Volkswirtschaften konkurrieren jetzt ausschließlich unter kapitalistischen Marktbedingungen untereinander, ein globaler „Standortwettbewerb" ums internationale Großkapital hat begonnen.

Die einzelnen Menschen geraten so zunehmend unter wirtschaftlichen und emotionalen Druck, weil die Einkommen aus Arbeit langsam wieder sinken, die Beschäftigungslosigkeit rasant ansteigt und zudem die sozialen Sicherungsnetze zunehmend grobmaschiger werden. Die durchschnittlichen Gewinne der Unternehmen sind dagegen stark angestiegen. Es findet also derzeit eine Umverteilung vom Faktor Arbeit zum Faktor Kapital statt. Soziale Spannungen, gesellschaftliche Erosion und ein Emporschnellen der Kriminalität sind die Folgen. Es bleibt abzuwarten, wie weit die europäischen und nordamerikanischen Gesellschaften sich durch wirtschaftlichen Druck weiter entsolidarisieren lassen.

Es könnte sein, dass ein entfesselter Kapitalismus schon aus primär sozialen Gründen von der Mehrheit der Menschen in Frage gestellt werden wird. Denn die Aufgabe von Wirtschaftssystemen in einem demokratischen Gemeinwesen wird heute mehrheitlich dadurch definiert, breiten Bevölkerungsteilen entsprechenden materiellen Wohlstand zu sichern. Leistet ein Wirtschaftssystem solches nicht oder nur unter unzumutbaren Bedingungen, wird es in Frage gestellt und im Zweifelsfall abgeschafft. Französische Intellektuelle sprechen angesichts der sich beschleunigenden Globalisierung schon von einem „idiotischen Kapitalismus".
Zudem findet derzeit weltweit – zumindest in Ansätzen – eine soziale und ökologische Sensibilisierung statt. Das Bündnis Attac, in dem weltweit vor allem junge Menschen die sozialen und ökologischen Konsequenzen der

kapitalistisch orientierten Globalisierung - „global brutal" - anprangern, ist Ausdruck dieser neuen Sensibilität. Ob diese ausreichen wird, dem entfessselten Kapitalismus einem Primat von Ökologie und gerechtem Handel zu unterstellen, muss allerdings bezweifelt werden. In Anbetracht des internationalen Standortwettbewerbs, in dem ökologische und soziale Standards letztendlich doch nur als bloße Kostenfaktoren angesehen werden, wird ein solcher Bewusstseinswandel kaum möglich sein. Auch müsste ein solcher Wandel zuerst in der größten und mächtigsten Volkswirtschaft, den USA, Früchte tragen. Aber davon kann derzeit (2004) nicht die Rede sein. Eine in Einzelinteressen aufgespaltene Europäische Union kann hierzu auch kein Gegengewicht bilden.

Die Notwendigkeit einer tief gehenden Wandlung

Es ist gerade in den letzten Jahren überdeutlich geworden, dass die Industrialisierung großer Teile dieser Erde durch eine wachstumsorientierte kapitalistische Marktwirtschaft und der damit verbundene blinde Materialismus die Menschheit letztendlich an den Rand eines Abgrundes geführt haben. Der rückwärtsgewandte islamische Fundamentalismus - als einzig verbliebene Gegenkraft - bietet hierzu allerdings auch keine ernst zu nehmende Alternative.

Dabei soll keineswegs übergangen werden, dass die westlich-industrielle Entwicklung andererseits auch unübersehbare und unverzichtbare kulturelle, soziale und technische Fortschritte in die Länder des Nordens gebracht hat: die Menschenrechte, die Eindämmung von Seuchen und Hungersnöten, Demokratie und Bildungswesen – um nur einige Punkte zu nennen. Allerdings reichen diese Errungenschaften offensichtlich nicht aus, um eine dauerhafte

Brücke über den besagten Abgrund zu bauen. *Dafür muss der Mensch selbst eine tief greifende Wandlung erfahren.*

Und es sei an dieser Stelle schon gesagt: Diese Wandlung muss ihn wegführen von einem egoistisch geprägten Denken, Fühlen und Handeln sowohl auf persönlicher und familiärer als auch auf nationaler und übernationaler Ebene. Sie muss ihn hinführen zu einer tief greifenden Wandlung seines *Bewusstseins.* Denn die derzeit brennenden Probleme des Menschen sind Ausdruck seines Bewusstseinsstandes, insbesondere Ausformung seiner ausufernden Ichbezogenheit. Erst wenn sich hier etwas wirklich verändert, wird der Mensch, und damit unsere Welt, nicht in einer Sackgasse enden.

Habe, nun ach! Philosophie,
Juristerei und Medizin,
Und leider auch Theologie!
Durchaus studiert, mit heißem Bemühen.
Da steh ich nun, ich armer Tor!
Und bin so klug als wie zuvor;
Heiße Magister, heiße Doktor gar,
Und ziehe schon an die zehen Jahr
Herauf, herab und quer und krumm
Meine Schüler an der Nase herum –
Und sehe, dass wir nichts wissen können!

Faust, J.W. Goethe

II. Die Grundlagen der Wandlung

Die materialistische Ethik

Auch wenn der aus der Ichbezogenheit geborene Kapitalismus bzw. Materialismus in eine Sackgasse geführt hat, heißt das nicht, dass die Menschheit in eine vorindustrielle Zeit zurückfallen muss. Eine Zerschlagung der bisher aufgebauten materiellen, sozialen und kulturellen Strukturen würde lediglich in einem Chaos enden, das wahrscheinlich nur zu einem ethischen Rückfall in die Barbarei führte, weil unter der kulturell geprägten Oberfläche des Menschen sich immer noch seine archaischen vor-ethischen Qualitäten befinden. Was passiert, wenn diese Qualitäten in kritischen Situationen die Oberhand gewinnen, sehen wir an den Kriegen des 20. Jahrhunderts, die an Verrohung und Perversion wohl einmalig in der Geschichte der Menschheit sind.

Es reicht also nicht aus, die Ausformungen des ichbezogenen Materialismus zu verwerfen. Es muss gleichzeitig eine gesellschaftliche, wirtschaftliche und spirituelle Alternative erkennbar werden. *Diese Alternative soll auf der Grundlage einer neuen Verknüpfung von wissenschaftlichem Weltbild und Spiritualität entworfen werden.*

Sozialismus und Planwirtschaft als „menschheitsverbesserndes" System sollen an dieser Stelle nicht weiter diskutiert werden, weil die Erfahrungen, die große Teile der Menschheit damit in den letzten neunzig Jahren gemacht haben, dieses System für die nahe und vielleicht ferne Zukunft erst einmal gründlich diskreditiert haben. Zudem ist dieses System in seinem Kern genauso wachstumsorientiert und materialistisch wie der Kapitalismus. Obwohl es sich vielleicht lohnen würde, die Kardinalfehler sozialistischer Planwirtschaft einmal aufzuzeigen und vielleicht sogar zu beseitigen.

Klar ist, dass Kapitalismus nur mit Wachstum und Profit funktioniert. Dabei ist es vom wirtschaftstheoretischen Standpunkt aus gesehen egal, wie Wachstum und Gewinn erzielt werden. Beispielsweise lassen die Folgen von Autounfällen die Wirtschaft wachsen (durch Inanspruchnahme von Dienstleistungen wie Arzt, Werkstatt oder Anwalt oder durch Neukauf eines Fahrzeugs), ebenso werden heute große Profite mit Waffenverkäufen erzielt. Der Kapitalismus kennt vom Grundsatz her keine Ethik. Folgt er trotzdem einer Ethik, dann nur, weil es gesellschaftlich so gewollt ist, wie z.B. bei der Einschränkung von Waffenexporten. Die ethischen Einschränkungen sind aber nicht überall gleich, so dass eine Volkswirtschaft mit ethischen Einschränkungen grundsätzlich nicht so schnell wachsen kann wie eine ohne. Und Ethik findet dann meist ihre Grenze, wenn es den einzelnen Wirtschaftssubjekten spürbar an die materielle Basis geht. So ist allenthalben zu beobachten, dass selbst Gewerkschaften nichts gegen den Bau und Export von Waffen einzuwenden haben, wenn dadurch Arbeitsplätze und materieller Wohlstand gesichert werden. Ethische Einschränkungen also nur dann, wenn man glaubt, sie sich leisten zu können. Diese grundsätzlich nicht vorhandene oder beliebig einschränkbare Ethik führt gleichfalls dazu, dass ökologische und soziale Aspekte nur dann wirklich greifen, wenn die Lebensgrundlagen des Einzelnen gefährdet sind, und zwar spürbar, wie durch verschmutzte Luft oder kriegerische Auseinandersetzungen. Sind diese Einschränkungen dagegen nicht unmittelbar spürbar, dann ist ethisch motiviertes Handeln in der Regel nicht mehrheitsfähig, wird also unterlassen.

So sind ökologisch motivierte Eingriffe bisher nur dann erfolgt, wenn die Vorzeichen einer Katastrophe oder die Katastrophe selbst weithin sichtbar wurden und nicht mehr zu leugnen waren, wie zum Beispiel die Reaktorhavarie von Tschernobyl. Allerdings kann es dann schon zu spät sein. Der Mensch erinnert hier an einen Frosch, der, wenn er in zu warmes Wasser geworfen wird, sofort wieder herausspringt und damit sein Leben rettet. Setzt man den Frosch aber zu Beginn des Versuchs in kaltes Wasser und erwärmt es dann sehr langsam, bleibt er sitzen, auch wenn die erhöhte Wassertemperatur auf Dauer für ihn tödlich ist.

Allein kapitalistischer Gewinnmaximierung als gesellschaftlichem Leitbild zu folgen, ist damit ein kaum abschätzbares sozio-ökologisches Risiko geworden. Wir brauchen daher neue Formen des Handelns und Wirtschaftens.

Diese neuen Formen müssten allerdings von der Mehrheit der Menschen gewollt sein. Denn eine „zwangsweise Umerziehung", wie sie im so genannten realen Sozialismus versucht wurde, ist zum Scheitern verurteilt, weil eine grundlegende Neuorientierung sich nur auf der Basis von umfassender Freiheit entwickeln kann.

Wie vorab ausgeführt, lässt sich eine gerechte und ökologische Gesellschafts- und Wirtschaftsordnung durchaus plausibel und sogar noch eigennützig begründen, da sie eine Grundvoraussetzung für das Überleben des Menschen darstellt. Am Ende einer Wandlung von Gesellschaft und Wirtschaft müsste dann eine postkapitalistische Gesellschafts- und Wirtschaftsordnung stehen, die den heute praktizierten Kapitalismus als eine Form von ökologischer und sozialer Barbarei erscheinen lassen würde – so wie die Sklaverei irgendwann doch abgeschafft wurde. Allerdings müsste vorher so etwas wie eine „neue" Ethik entwickelt werden, die dann Grundlage eines neuen gesellschaftlichen und damit auch wirtschaftlichen Leitbildes werden kann.

„Freiheit, Gleichheit, Brüderlichkeit", die weithin leuchtenden europäischen Ideale, wurzeln im humanistischen Denken griechischer Philosophie und – darauf fußend – im christlichen Gebot der Nächstenliebe. Die christliche Ethik hat jedoch nicht ausgereicht, die Plünderung unseres Planeten und Kriege zu verhindern. Sie hat sie sogar noch indirekt begünstigt, indem der Mensch als unangefochtene „Krone der Schöpfung" betrachtet wurde, der sich die „Erde untertan machen", sich ihrer bedienen sollte. In dieser religiösen Ethik haben zudem Mineral, Pflanze und Tier keinen hinreichenden Platz, weil diese als seelenlos angesehen werden. Im Weiteren sind Anhänger des Calvinismus, die die Lehre Jesu im Sinne einer Prädestinationslehre auslegen, die „Erfinder" des modernen Kapitalismus („Offensichtlich liebt mich Gott, denn ich habe wirtschaftlichen Erfolg."). Eine umfassendere Ethik als die christlich begründete ist damit notwendig. Doch wo ist diese umfassendere Ethik zu finden?

Die moderne Physik

Für den ersten Schritt zu einer umfassenderen Ethik genügt erstaunlicherweise ein Blick in unsere Schulbücher. In Schulbücher, in denen die Erkenntnisse *moderner Physik,* besonders der Atomphysik, beschrieben werden.

Vor den revolutionären Entdeckungen der modernen Physik war die Welt, das physikalische Universum gedacht als eine Art Uhrwerk, das aus einer Vielzahl von Objekten besteht. Der Kosmos wurde als riesiger Mechanismus gesehen, den man, hätte man genügend Daten, in jeder Hinsicht berechnen könnte. Man glaubte, alle Aspekte selbst komplexester Phänomene verstehen zu können, wenn das Phänomen erst einmal in seine kleinsten Teile zerlegt werde. Dieses mechanistische Weltbild hat sich in weiten Bereichen der Wissenschaft bis heute erhalten, obwohl die Erkenntnisse der modernen Physik dieses Weltbild nur als eine brauchbare Annäherung für ganz bestimmte Größenbereiche noch gelten lassen können. Doch weite Teile der Wissenschaft ignorieren immer noch das revolutionäre Weltbild, das die moderne Physik seit Anfang des 20. Jahrhunderts entworfen hat.

Die moderne Physik stellt dem teilenden, mechanistischen Weltbild die Erkenntnis gegenüber, dass das Universum – vom „kleinsten" Teilchen bis zur größten Galaxis – ein untrennbares Ganzes ist. Sie zeigt ganz deutlich auf, dass die Welt nicht in unabhängig voneinander existierende Teile aufgespalten werden kann. So beeinflusst jedes Ereignis den Kosmos als Ganzes. Jedes Atom steht mit jedem anderen Atom des Universums in irgendeiner Verbindung, selbst wenn sie durch undenkbare Entfernungen voneinander „getrennt" sind. Das Universum besteht nicht aus einem voneinander isolierbaren „Zoo" von Elementarteilchen, sondern ist ein unteilbares dynamisches Gewebe von Beziehungen, Wechselwirkungen und Umwandlungen. Diese Erkenntnis ist übrigens keine neue Entdeckung westlicher Wissenschaft, sondern schon vor Jahrtausenden die Erkenntnis östlicher Mystiker gewesen: Alles ist brahman (Sanskrit), alles besteht aus *einer* göttlichen Substanz.

Wir müssen also auch im Westen unsere gewohnten Vorstellungen von der Welt aufgeben. Die Welt ist anders, als wir sie mit unseren beschränkten Sinnen wahrnehmen, ja im Grunde so paradox, dass der menschliche Geist – selbst die höchste Vernunft – diese fundamentalen Wahrheiten zwar zur Kenntnis nehmen, doch nicht wirklich verstehen kann. Oder kann sich jemand vorstellen, dass es physikalische Bereiche gibt, in denen die Wirkung vor der Ursache da ist, die Zeit also quasi rückwärts fließt? Oder dass selbst ein (scheinbar) fester materieller Gegenstand lediglich die (allerdings äußerst große) Wahrscheinlichkeit hat, in diesem Kosmos tatsächlich zu existieren? Wir kennen zwar die berühmte Formel Albert Einsteins: $E = mc^2$. Doch die Konsequenzen daraus sind uns recht fremd geblieben. Wer kann schon nachvollziehen, dass Masse und Energie grundsätzlich dasselbe, dass Zeit und Raum bloß relativ sind?
Nun, wir können die Erkenntnisse der modernen Physik zwar ignorieren, weil sie für unseren (mentalen) Geist nicht fassbar sind. Weniger wahr werden sie dadurch jedoch nicht. Dazu der indische Philosoph und Mystiker Sri Aurobindo (1872 – 1950):

„Das (menschliche) Mental ist in seinem Wesen ein Bewusstsein, das ausmisst, abgrenzt, aus dem unteilbaren Ganzen Formen herausschneidet und sie so in sich behält, als ob jede ein getrenntes Vollständiges sei.(...) Selbst

wenn es weiß, dass sie nicht Dinge an und für sich sind, sieht es sich gezwungen, so mit ihnen umzugehen, als seien sie Dinge an und für sich. Sonst könnte es sie nicht seinem charakteristischen Wirken unterwerfen. Diese sein Wesen bezeichnende Methode bedingt das Wirken aller Mächte seines Verfahrens, Begreifens, Wahrnehmens, Empfindens und des Umgangs mit schöpferischem Denken. Es begreift, nimmt wahr und empfindet Dinge, als seien sie aus einem Hintergrund oder einer Masse starr herausgeschnitten, und verwendet sie als festgelegte Einheiten des ihm zur schöpferischen Gestaltung oder zum Besitzen gegebenen Materials. So hat all sein Wirken und Genießen es mit Ganzheiten zu tun, die Teil eines größeren Ganzen sind; und diese untergeordneten Ganzheiten werden wieder in Teile aufgeteilt, die auch als Ganzheiten für die besonderen Zwecke behandelt werden, denen sie dienen. Das Mental mag teilen, multiplizieren, addieren, subtrahieren, aber es kann nicht über die Grenzen dieser Mathematik hinausgehen. Wenn es sie überschreitet, wenn es ein wirkliches Ganzes zu begreifen sucht, verliert es sich in ein fremdes Element. Es stürzt dann von seinem eigenen festen Grund ab in den Ozean des Ungreifbaren, in die Abgründe des Unendlichen, wo es seinen Gegenstand weder wahrnehmen, begreifen und empfinden (...) kann." [1]

Es mag also nicht verwundern, wenn die revolutionären Erkenntnisse der modernen Physik, die jenseits des menschlichen Intellekts liegen, bisher kaum aufgegriffen wurden. Doch wir sollten die Erkenntnis, dass alles, was ist, zu einem unteilbaren Ganzen gehört und jedes Ereignis sich auf das Ganze auswirkt, nicht in bisheriger Manier einfach beiseite legen. Wenn jedes Ereignis letztendlich Wirkung im ganzen Kosmos zeitigt, dann muss menschliches Handeln, auch wirtschaftliches Handeln, in einer anderen Dimension betrachtet werden: in einer Dimension umfassender Verantwortung. Denn alles Tun wirkt sich auf das Ganze aus, nicht nur auf die nähere und nächste Umgebung. Wir müssen zur Kenntnis nehmen - und die Chaos-Forschung stützt diesen Ansatz -, dass das unscheinbarste Ereignis hier sehr wohl den vielzitierten „Sack Reis in China umfallen" lassen kann. Bei Ökosystemen wissen wir mittlerweile, dass sie äußerst komplexe, ganzheitliche Systeme darstellen. Es wird Zeit, dass diese Erkenntnis auf alle Bereiche menschlichen Seins ausstrahlt.

Alles was wir tun, hat also Wirkung. Wirkung auf das Ganze. Suche ich also „hier" mein Glück, dann hat das „dort" eine Wirkung, für die ich verantwortlich bin. Für einen blinden egozentrischen Materialismus dürfte damit eigentlich kein Raum mehr bleiben.

Die Evolution

Eine weitere bahnbrechende Erkenntnis westlicher Wissenschaft ist die Entdeckung der Entstehung der Arten: die Evolutionstheorie. Danach entstand das Lebendige durch stufenweise chemische Synthese aus nicht-lebendigen Molekülen, wobei durch das Erreichen hoher chemischer Komplexität der Lebensprozess anzulaufen begann. Alles, was lebt, lässt sich hiernach auf ein lebentliches Urmolekül zurückführen, aus dem sich alle Arten bis hin zum Menschen entwickelt haben. So hat der Mensch als Homo sapiens sapiens eine Reihe entwicklungsgeschichtlicher Vorfahren wie z.B. den Homo errectus und sogar gemeinsame Vorfahren mit den Menschenaffen. Der Mensch ist demnach nicht „fertig" erschaffen worden, sondern das Ergebnis eines Entwicklungsprozesses. Das widersprach natürlich dem biblischen Schöpfungsglauben und wird sogar noch heute von christlichen Fundamentalisten bestritten. Im Allgemeinen gilt die Evolutionstheorie heute aber als anerkannt (was nicht heißen soll, dass diese mechanistische, auf zufälligen Mutationen beruhende Evolutionstheorie der Weisheit letzter Schluss sein soll).

Der Mensch hat sich also aus seiner evolutionären Vergangenheit im wahrsten Sinne des Wortes erhoben und führt nun als „Krone der Schöpfung", als höchstes Endprodukt der Evolution sein Dasein auf Erden – so formuliert es jedenfalls die vorherrschende wissenschaftliche Meinung. Doch hieße dies, die Evolutionstheorie nicht zu Ende zu denken. Warum sollte gerade beim Homo sapiens sapiens die Evolution aufhören? Ist der Mensch so perfekt, dass kein weiter entwickeltes Wesen denkbar wäre? Können wir uns wirklich an die Brust schlagen und meinen, kein höheres Wesen könne sich auf Erden ent-wickeln? Ein wirklich freier Geist müsste doch zumindest entwicklungstheoretisch einen „Nach-Menschen" zulassen dürfen. Einen Menschen, der vielleicht nicht mehr den beschriebenen Beschränkungen des Intellekts unterworfen wäre. Ein Wesen, das die heute schon nachweisbaren, doch jenseits der Vernunft liegenden Regionen kraft seines entwickelteren Geistes erkennen könnte. Wäre solch ein – zugegebenermaßen kühner – Ausblick ein Sakrileg?

Wir wissen mittlerweile, dass menschliche Sinne und Denken nur einen recht kleinen, vielleicht sogar äußerst schmalen Bereich der tatsächlichen Wirklichkeit wahrnehmen können. Wäre da nicht die Annahme vernünftig, dass die Evolution noch über den heutigen Menschen hinausstrebt, um auch diese bisher unerschlossenen Bereiche des Seins zu erschließen? Die Entwicklung der Arten hat selbst beim perfektesten Tier nicht aufgehört und zum Menschen geführt. Und es war nicht nur eine

Entwicklung von Formen, nein, es war immer auch eine Entwicklung von höherem *Bewusstsein*. Wenn wir die Annahme zulassen, dass es sich hierbei nicht um ein zufälliges Ereignis ohne Ziel handelt, dann muss sich noch ein Geist entwickeln, der über den heutigen menschlichen Intellekt hinausragt.

Wir können uns dieser Konsequenz nur dadurch entziehen, indem wir wie das materialistische Weltbild behaupten, die Evolution verfolge letztendlich kein Ziel, sei bisher ein Produkt des ungesteuerten Zufalls gewesen. Dies allerdings wäre, wenn wir die wunderbaren Schöpfungen der Natur betrachten, eigentlich für sich genommen schon eine derbe Beleidigung für unseren Intellekt. Wenn wir der Natur aber eine eigenständige Intelligenz unterstellen, was angesichts der anscheinend perfekten Harmonie und der fortschreitenden Erschaffung immer größeren Bewusstseins mehr als plausibel erscheint, dann kann Evolution kein willkürlicher, zufälliger Prozess bleiben, sondern muss zielgerichtet sein. Wir sollten daher unseren anthropozentrischen Standpunkt aufgeben und die Möglichkeit einer zielgerichteten Evolution - auch über den Homo sapiens sapiens hinaus - endlich anerkennen. Erst dann findet Evolution im umfassenden Sinne statt.

Noch einmal Sri Aurobindo:

„Die Evolution hört bei dem – erreichten – menschlichen Geist nicht auf, sie wartet auf eine Auswirkung in etwas noch Größeres hinein, in ein Bewusstsein, das spirituell ist und die jetzige Geistebene überschreitet." [2]

Grundlage für eine neue Weltsicht

Halten wir an dieser Stelle fest: Wir können nach unserem jetzigen Wissensstand davon ausgehen, dass die Welt mehr ist als die Summe ihrer Teile, ein untrennbares Ganzes. Es gibt eine tiefere Wirklichkeit jenseits unserer Sinne und Vernunft. Dabei ist es gleichwohl vernünftig anzunehmen, dass die Evolution nicht beim jetzigen Menschen aufhört, so wie sie nicht beim Tier Halt gemacht hat. Evolution findet ständig statt. Schauen wir in unsere evolutionäre Vergangenheit, dann ist durchweg eine Zunahme an Bewusstsein feststellbar. Selbst wenn wir Pflanzen für bewusstlos halten, so muss man bei Tieren, besonders bei hochentwickelten Säugetieren, schon so etwas wie Bewusstsein annehmen. Auch beim Menschen scheint bisher – stark vereinfacht dargestellt - eine Entwicklung stattgefunden zu haben von einem eher „magischen" Bewusstsein so genannter Naturvölker bis hin zu einem eher rationalen Bewusstsein des „modernen" Menschen. Man könnte deshalb durchaus behaupten, dass die bisherige Evolution letztendlich auch eine Bewusstseins-Entwicklung war. Was spricht dagegen, dass diese Entwicklung weiter voranschreitet? Was widerspricht der These, dass der Mensch oder ein Nach-Mensch zu einem übergeordneten Bewusstsein fähig wäre? Die bisher stattgefundene Evolution spricht auf jeden Fall dafür.

Es ist daher folgerichtig, nicht nur von einer Evolution der Formen, sondern und vor allem von einer Evolution des Bewusstseins zu sprechen, die ständig stattfindet und zum Ziel die Ausfaltung eines immer übergeordneteren Bewusstseins hat. Mit dem Hervorbringen selbstreflektiven Bewusstseins im Menschen ist es uns zudem möglich geworden, bewusst an diesem Evolutionsprozess teilzunehmen. Das bedeutet zwar eine radikal neue Sicht auf das Evolutionsgeschehen, doch ist die Zeit reif dafür.

Dieses Wissen um Bewusstseins-Evolution und größere Wirklichkeit soll auch die Grundlage für eine neue Weltsicht und Ethik bilden, soll insbesondere Fundament für eine grundlegende ganzheitliche Wandlung des Menschen sein. Die daraus erwachsenden Kernthesen könnten lauten:

1. Es existiert eine die Vernunft überschreitende Wirklichkeit.

2. Handeln wirkt sich immer auf das Ganze aus, weil alles untrennbar mit dem Ganzen verbunden ist.

3. Handeln findet grundsätzlich in einem zielgerichteten evolutionären Prozess statt.

4. Die aus 1. - 3. folgende Aufgabe des Menschen ist die aktive Teilhabe an diesem Evolutionsprozess, dessen Ziel die Offenbarung eines höheren Bewusstseins im Menschen ist.

Ich gelangte nicht durch mein rationales Bewusstsein zur Erkenntnis der fundamentalen Gesetze des Universums.

Albert Einstein

III. Der Schlüssel

Intuitive Momente

Wie könnte diese grundlegende Wandlung des Menschen möglich werden?

Sie wäre sicherlich nur dann möglich, wenn Menschen sich auf den Weg machten, die „höheren" Regionen jenseits ihres begrenzten Intellekts zu betreten. Nur: Wie ist es möglich, in Bewusstseinsregionen jenseits des „normal-menschlichen" Bewusstseins zu gelangen? Nun, es mag an dieser Stelle überraschend klingen: Teilweise befinden wir uns schon – für Momente – in „höheren" Bereichen jenseits unserer Vernunft.

Wem ist es nicht auch schon so ergangen: Einer plötzlichen Eingebung folgend taten wir etwas, ohne es „vernünftig" erklären zu können. Und das Resultat war dann wirklich überraschend.

Ein Beispiel: Herr A verlässt sein Haus, um Einkäufe zu tätigen. Dafür hat er bisher immer die Y-Straße benutzt, weil die ihn am schnellsten zum Ziel (ein Einkaufsmarkt) führt. A handelt durchaus vernünftig, wenn er den schnellsten Weg benutzt. Aber eines Tages wählt er – in einer Verfassung, die man als „entspannt" bezeichnen könnte – einer Eingebung folgend einen anderen, viel weiteren Weg über die Z-Straße zu dem besagten Ziel. Zu seiner Überraschung trifft er auf der Z-Straße seinen alten Schulfreund B, den er seit Jahren nicht mehr gesehen hatte und der sich gerade an diesem Tag in der Heimatstadt von A geschäftlich aufhält. Welch ein Zufall!, rufen beide fast gleichzeitig aus und gehen noch für ein kurzes Schwätzchen in ein nahe gelegenes Café. Hier soll die Geschichte erst einmal enden.

Wer hätte nicht schon ähnliches erlebt? Eine recht alltägliche Begebenheit also? Doch betrachten wir uns diese Begebenheit einmal näher als sonst üblich.

A tat etwas, was er sonst nie tat: Er benutzte die Z-Straße zum Einkaufsmarkt. Er tat dies ohne ersichtlichen vernünftigen Grund einer „Eingebung" folgend. Die führte dazu, dass er seinen alten Schulfreund B traf, der sich just und nur zu dieser Zeit auf der Z-Straße aufhielt. A folgte damit einer Information, die jenseits seiner Vernunft lag, denn es gab ja überhaupt keinen „offen"-sichtlichen Grund, gerade zu diesem Zeitpunkt die Z-Straße zu benutzen. Trotzdem tat er es, mit einem für ihn nicht vorhersehbaren Erfolg: Er traf seinen alten Schulfreund B (mit weit reichenden Folgen, wie wir später noch sehen werden). Nun, was sagt unser Intellekt dazu? Alles Zufall! Doch was ist das eigentlich, dieser „Zufall"?

Was wir im allgemeinen Zufall nennen oder nicht, hängt immer von dem Ausmaß des Wissens über die Gesamtumstände ab. Denn wenn ein eingetroffenes Ereignis vernünftigerweise wahrscheinlich war, dann sprechen wir nicht mehr von einem Zufall. Je unwahrscheinlicher ein Ereignis erscheint, desto eher neigen wir dazu, es dem Zufall zuzuschreiben. Genau genommen heißt „Zufall" damit nichts anderes als „ich kenne die Zusammenhänge nicht", drückt also ein Informationsdefizit aus.

Dass A tatsächlich B trifft, war bei vernünftiger Betrachtung sehr unwahrscheinlich, denn A benutzte als Weg zum Supermarkt bisher nie die Z-Straße. A hätte somit nie auf B treffen können, wenn er nicht einer Information gefolgt wäre, die man gemeinhin Eingebung oder *Intuition* nennt. Diese Form der Information und der Wille As, sich darauf einzulassen, führte dann zum Treffen mit B. Um B zu treffen, benötigte A die Information „Geh heute ausnahmsweise einmal die Z-Straße entlang". Diese Information entsprang einem Bereich „höherer Einsicht", der jenseits seiner Vernunft angesiedelt sein muss.

Wir alle haben also Zugang zu Informationsbereichen „höherer Einsicht", die jenseits unserer Vernunft liegen. Diese Bereiche gilt es zu betreten, um immer häufiger in einen *intuitiven* Zustand höherer Einsicht zu gelangen.

Sri Aurobindo: „*Intuition ist ihrer wahren Natur nach eine Projektion des charakteristischen Wirkens dieser höheren Grade* (von Bewusstsein) *auf das Mental der Unwissenheit* (menschliches Mental oder Vernunft). *Es ist wahr, ihr Wirken ist im menschlichen Mental größtenteils durch die Interventionen unserer gewöhnlichen Intelligenz verborgen. Reine Intuition ist eine seltene Begebenheit in unserer mentalen Betätigung. Was wir mit diesem Namen benennen, ist gewöhnlich ein Moment unmittelbarer Erkenntnis, der sofort erfasst und mit mentalem Stoff überkleidet wird, so dass er uns nur als unsichtbarer oder winziger Kern einer Kristallisation dienen kann, die in ihrer Masse intellektuell oder sonst wie mental in ihrem Charakter ist. Oder der Blitz einer Intuition wird schnell durch nachahmende mentale Betätigung, durch Einsicht, rasche Wahrnehmung oder einen jäh aufspringenden Denkvorgang ersetzt oder abgefangen, bevor er eine Chance hat, sich zu manifestieren. Das alles verdankt sein Erscheinen der Anregung* durch die kommende Intuition, setzt aber ihrem Eindringen Widerstand entgegen oder überdeckt sie mit einer mentalen Ersatzanregung, die wahr oder irrig, in keinem Fall aber eine authentische intuitive Bewegung ist. Trotzdem genügt die Tatsache dieser Intervention von oben als Beweis, dass faktisch hinter all unserem ursprünglichen Denken oder authentischen Wahrnehmen der Dinge ein verhülltes intuitives Element vorhanden ist, ausreichend, um eine Verbindung zwischen dem Mental und dem herzustellen, was über ihm ist. Das öffnet einen Durchgang zu Kommunikation mit und Zugang zu den höheren Geist-Bereichen."* [3]

Die Un-vernunft

So weit, so gut. Doch wo finden wir den Schlüssel, um dauerhaft Türen für solche Räume zu öffnen, die jenseits menschlicher Vernunft in den „höheren Geist-Bereichen" liegen?

Kommen wir noch einmal zu Herrn A zurück.
Wie schon erwähnt, waren zwei Dinge notwendig, um zum Erfolg (das Treffen seines Schulfreundes) zu gelangen:
Erstens die *Wahrnehmung* eines – nennen wir es vorläufig – „inneren Impulses", zweitens das *Sich-Einlassen* auf eben diesen Impuls. Denn es genügt nicht nur, einen Impuls wahrzunehmen. Wichtiger für den Erfolg ist die konkrete Umsetzung.
Und hier beginnen die Schwierigkeiten: Warum sollte ich mich auf einen nicht logisch nachvollziehbaren plötzlichen Gedanken einlassen?, fragt mich scharf mein Intellekt. Warum sollte ich irgendeine Unbequemlichkeit auf mich nehmen?, flüstert mir mein Körper zu. Alles verschwört

sich: Wünschen und Wollen, die Trägheit des Körpers und der analytische Intellekt. Alle Anteile unseres Wesens wehren sich häufig – und meistens erfolgreich – dagegen, einem solchen Impuls zu folgen. Eine Umsetzung erfolgt dann nicht, dem intuitiven Handeln werden damit sehr enge Grenzen gesteckt. Wir müssten also lernen, uns mehr auf unsere intuitiven Impulse einzulassen.

Evolutionär gesehen war es unabdingbar, so etwas wie den Intellekt zu entwickeln. Er half ohne Zweifel beim sehr erfolgreichen Überlebenskampf des Menschen. Doch wie schon eingangs bewiesen, reicht die menschliche Vernunft allein nicht aus, eine umfassendere Wirklichkeit zu erkennen. Vernunft ist zwar wichtig, aber immer dann hinderlich, wenn sie sich als besserwisserischer „Bremsklotz" erweist. Denn es ist oft allein der vernünftelnde Intellekt, der die intuitiven Impulse unterdrückt.

Aber: Was sich von vornherein nicht logisch begründen lassen kann, sollte auch nicht nur mit dem Intellekt untersucht werden. Die Vernunft allein kann nicht das ausschließlich richtige Instrument sein, um intuitive Impulse zu untersuchen und zu bewerten. Um elektrischen Strom zu messen, braucht man einen Voltmeter, selbst das beste Lackmuspapier hilft uns da nicht weiter!

Fazit: Erst so etwas wie *Un*-vernunft ist notwendig, die Vernunft in Richtung *Über*-Vernunft zu übersteigen.

Die Weisheit des Yoga

Es mag für einen Europäer seltsam klingen, doch die alten Inder wussten von dieser Notwendigkeit schon lange. Sie entwickelten hierfür sogar ein System: den Yoga. Und es sei an dieser Stelle schon erwähnt: Yoga wird das tragende Konzept dieses Leitfadens sein. Wir werden also im folgenden der Frage intensiv nachgehen, was es mit dem Yoga-System eigentlich auf sich hat.

In den Yoga Sutras (Yoga-„Merksätze") des Inders Patanjali sind die Grundlagen für alle klassischen Yoga-Systeme schon vor ca. 2000 Jahren zusammengetragen worden. In ihnen spiegelt sich die tiefe Lebensweisheit Indiens wider. Patanjali definiert Yoga im I. Buch, 2. Sutra folgendermaßen:
yogas chitta-vritti-nirodhah, heißt es da in Sanskrit, der Gelehrtensprache des alten Indien: Yoga ist der Zustand, in dem die emotionalen und mentalen Bewegungen (vrittis) der "Denksubstanz" (chitta) zur Ruhe (nirodha) kommen. Ist das erreicht, dann ruht – gemäß dem folgenden 3. Sutra: tada drastuh svarupe vasthanam – der Schauende ganz in seinem innersten Wesen, dann wird die Erlangung höchster Erkenntnis möglich.

Wichtig ist hierbei die Feststellung, dass es sich bei Patanjalis Yoga Sutras nicht um intellektuelle Spekulationen handelt, sondern um Erfahrungen von Menschen, die den Yoga praktiziert haben. Denn Yoga ist im Gegensatz zum westlich-philosophischen Denken immer auch Lebens-Praxis. Wenn ein Yogi also von Bewusstseinsebenen jenseits der Ratio berichtet, dann handelt es sich nicht um spirituelle Spekulationen, sondern um authentische Erfahrungen. Dies zu akzeptieren, mag westlich geprägten Menschen schwer fallen, doch die Erfahrung zeigt, dass eine unmittelbare Begegnung mit einem der großen Yogis Indiens die meisten Skeptiker verstummen lässt.

Folgt man also Patanjalis Sutra I, 2, dann wird dem Yoga-Praktizierenden der Zugang zu höheren Bewusstseinsebenen möglich, indem Gefühle zur Ruhe und Gedanken zur Stille gebracht werden. Wenn Intellekt und

Emotionen nicht mehr ausschließlich unser Handeln be-
stimmen, wird das noch eingezwängte Rinnsal intuitiver
Momente zu einem breiten Strom intuitiver Erkenntnis
anwachsen.

Manch einer wird nun einwerfen, dass in diesem Zustand
ohne Gefühle und Denken ja nur noch eine leere Hülle
aus Körpersubstanz übrig bliebe. Dem ist aber nicht so,
wie viele solcherart „befreite" Menschen berichten können.
Gerade das Gegenteil ist der Fall: Statt wertender Emotionen wird eine allumfassende Liebe möglich, die sich selbst
genügt; und am Horizont begrenzter Vernunft scheint das
Licht unbegrenzter Erkenntnis. Dieses Ziel ist keineswegs
nur ganz besonderen Menschen vorbehalten, sondern
grundsätzlich jedem Menschen möglich – allerdings ist
es mit Arbeit verbunden.

Zurück zu den Gedanken und Gefühlen, zum Gemüt,
das unser Handeln bestimmt. Wenn wir dieses Gemüt
beruhigen wollen, müssen wir erst einmal wissen, welche
Bewegungen (vrittis) dieses Gemüt kennzeichnen. Nach
Patanjali gibt es fünf Arten von Gemütsbewegungen,
(Yoga Sutra I, 5 – 11): richtiges (intellektuelles) Erkennen, falsches (intellektuelles) Erkennen, Wunschdenken,
Schlaf und Erinnerung. Diese Kategorisierung mag uns
ungewöhnlich erscheinen (besonders Schlaf als Gemüts-
bewegung), doch lassen sich tatsächlich alle Bewegungen
des Gemütes auf eines dieser vrittis zurückführen.

Nicht-Anhaften und Sich-einlassen-können

Ja, und *wie* bringt ein Yogi sein Gemüt zur Ruhe? Durch stetiges Üben und Nicht-Anhaften (Yoga Sutra I, 12)! Der stetige, aktive Wille zur Veränderung und das Nicht-Anhaften an Gedanken, Gefühlen, Menschen und Gegenständen ist demnach notwendige Praxis, um in den Zustand von Ruhe und Stille (nirodha) zu gelangen. Und das ist bekannterweise nicht leicht und schnell erreichbar. Wir sehen, dass Yoga in erster Linie intensive psychologische Praxis bedeutet – und nicht nur irgendwelche schwierigen körperlichen Übungen (die selbstverständlich eine gute Hilfe sein können).

Wie kann also diese Los-gelöstheit von allem, dieses unbedingte Nicht-Anhaften im Alltag ohne asketische Weltabkehr eingeübt werden?

Dazu kommen wir wieder auf Herrn A zurück. Wie schon erörtert, tat er etwas offen-sichtlich Unvernünftiges. Dies führte dazu, dass er einen nicht vorhersehbaren Erfolg hatte – er traf seinen alten Schulfreund B. Auch wenn es an dieser Stelle überraschen mag, A handelte hier in einem Zustand von nirodha, also in einem Zustand von emotionaler und mentaler Ruhe!

Wir erinnern uns: Etwas „gedankenlos" ging A aus dem Haus und hatte plötzlich die Intuition, dieses Mal eine andere Straße zu benutzen. A hatte sich also nicht in irgendwelche Gedankengänge „verbissen", sondern befand sich in einem Zustand, in dem er von Gedanken „los" war. Sie zogen durch sein Gemüt und verschwanden dann auch gleich wieder. Das Nicht-Anhaften an Gedanken und Gefühlen fiel ihm gerade besonders leicht – und: Plötzlich kam ihm der recht eindringliche Impuls, dieses Mal die Z-Straße zu benutzen. In der Regel schaltet sich an dieser Stelle sofort der Intellekt ein: Wieso sollte ich das tun?, könnte A sich gefragt haben. Nun, darauf gab es mit Recht keine vernünftige Antwort. Trotzdem nahm er den anderen Weg. Er tat es in dem Vertrauen oder in der Gewissheit, dass seine Vernunft nicht das letzte Maß aller Dinge sei. So muss es gewesen sein, anderenfalls wäre er den gewohnten Weg gegangen. A war also für kurze Zeit frei von Vor-urteilen seines Intellekts. Wie wir sehen, tritt hier die Fähigkeit des Nicht-Anhaftens, diesmal in der Form des Sich-einlassen-könnens, in den Vordergrund.

Vertrauen

Halten wir an dieser Stelle fest: Grundlage dieses Sich-einlassen-könnens muss Gewissheit oder Vertrauen gewesen sein. In der Regel ist es aber eher eine Art Vertrauen zu sich selbst, die Menschen wie A so handeln lässt. Sie tun es weniger aus Gewissheit; es sei denn, sie haben eine sehr stetige Erfahrung mit ihren Intuitionen.
Und eben dieses Vertrauen in die eigenen Möglichkeiten ist die eigentliche Basis, um Yoga erfolgreich zu üben. Patanjali nennt diese Haltung shradda: Glaube und Vertrauen, die den Yoga-Übenden tragen und halten (Yoga Sutra I, 20).

Wir wollen im Folgenden untersuchen, was es mit shradda, diesem Glauben und Vertrauen, auf sich hat. Denn es sind nicht nur die kleinen, eher banal erscheinenden Dinge, die shradda bewirkt.

Der Yogi Sri Aurobindo: *„Alle Männer der Tat, Entdecker, Erfinder, Schöpfer von Wissen, gehen vorwärts mit Glauben, und bis der Beweis erbracht oder das Werk getan ist, gehen sie vorwärts trotz Enttäuschungen, Fehlschlägen, gegenteiligen Beweisen und Ableugnungen, weil etwas*

in ihnen sagt, dass dies die Wahrheit sei, die Sache, die
verfolgt und getan werden muss." [4]

So betrachtet, ist also kein blinder Glaube notwendig, sondern ein Glaube, der sich fast rational begründen lässt – aber eben nur fast. Es muss noch etwas dazukommen, ein Etwas, das Gewissheit gibt. Ein Etwas, das keine rationale und emotionale Grundlage mehr hat. Und dieses Etwas treibt voran, lässt Entdecker, Künstler und Erfinder nicht ruhen, bis das Werk vollbracht ist, lässt Menschen für ihre Überzeugungen sogar in den Tod gehen. Giordano Bruno hat nicht widerrufen und endete als Ketzer auf dem Scheiterhaufen. Mahatma Gandhi nahm seinen Tod in Kauf, um Indien zu befreien. Diese Menschen sind nicht von egoistischer Ruhmsucht angetrieben worden, denn Ruhm will der Mensch ja – abgesehen von ganz wenigen Ausnahmen – noch Zeit seines Lebens erfahren. Es muss also eine große Kraft jenseits von Ego und Vernunft in diesen Menschen gegeben haben.
Gandhi nannte seinen – erfolgreichen – Weg satyagraha, den Weg der Wahrheit. Bruno handelte auch nicht im Sinne von Märtyrern, die durch ihren Tod in ein Paradies eingehen wollen, sich also eine ichbezogene Belohnung nach dem Tode erhoffen, denn Bruno lehnte solch eine Vorstellung als naiven und blinden Glauben ab.
Was ist es aber, was diese und eine große Zahl anderer Männer und Frauen so gewiss und standhaft ihren Weg vorwärts gehen ließ und lässt?

Jenseits des Ichs

Die Erfahrungen dieser Menschen und mit diesen Menschen lassen den begründeten Schluss zu, dass es „in" uns eine – nennen wir es vorläufig so – Instanz geben muss, die solch vordergründig unvernünftiges Denken und Tun ermöglicht. Diese Instanz kann und soll nicht wissenschaftlich bewiesen werden, weil sie jenseits der Ratio angesiedelt sein muss und allein auf persönlicher Erfahrung beruht. Gleichwohl steht es uns frei, uns ihr zu nähern und sie in gewissem Sinne zu ergründen. Denn es gibt genügend Menschen, die in Verbindung mit dieser Instanz standen und stehen. Auf deren Erfahrungen können wir uns berufen, vielleicht können wir sie sogar nachvollziehen. Wie gesagt: Blinder Glaube steht hier nicht zur Debatte. Eher so etwas wie ein Selbst-Experiment.

Glauben wir den Erfahrungen einer großen Zahl von Menschen, dann ist es möglich, über den Weg nach „innen" diese Instanz jenseits des Denkens und Fühlens zu erfahren. Wir erinnern uns an Patanjalis I, 3: Dann ruht der Schauende ganz in seinem innersten Wesen. Nur: Wer oder was schaut denn da? In der Region jenseits des Denkens und Fühlens kann es nicht ein Ich sein, das schaut. Denn sobald eine Ich-Empfindung entsteht, wird gedacht und gefühlt: *Ich* denke, *ich* fühle oder *mir* geht es gut, *mir* kam die Idee. Eine Identifikation mit Gedanken und Gefühlen findet in dieser Bewusstseinsregion jedoch nicht mehr statt. Der Schauende ist somit kein Ich. Aber was dann?

Es fällt uns schwer zu akzeptieren, dass jenseits des Ichs noch etwas existiert, weil wir uns fortwährend mit diesem Ich identifizieren. Deshalb glauben wir, dass ohne Ich-Empfinden nichts mehr von uns bleibt. Betrachten wir aber die Menschen, die aus ihrer Erfahrung heraus diesen ich-überschreitenden Zustand zu beschreiben versuchen (es kann ja nur ein annäherndes, weil sprachliches Beschreiben sein), dann sehen wir, dass diese Menschen durchaus noch lebendig vorhanden waren und zudem keineswegs irgendwie pathologisch wirkten. Im

Gegenteil: Die Tiefe des Gesagten sucht ihresgleichen. Laotse, Meister Eckehart, Heraklit, Hildegard von Bingen, Ramakrishna – sie alle sind Zeugen tiefster innerer Schau.

Der Mensch ist unverkennbar in der Lage, aus einem Bereich zu schöpfen, der jenseits seines Ichs liegt und je nach historischem oder gesellschaftlichem Hintergrund etwa das *wahre* Ich, Selbst, Seele oder Psyche genannt wird. Im Folgenden soll es bei dem Begriff „Psyche" (altgriechisch: „Hauch", der den körperlichen Tod überdauert) bleiben. Und es muss eine Verbindung zu eben dieser Psyche sein, die Entdecker, Künstler oder Mystiker – unerschütterlich in ihrem Glauben – vorantreibt.

Hierzu der Mystiker Sri Aurobindo: „*Glaube ist der Zeuge der Seele* (Psyche) *für etwas, das noch nicht erschienen, erreicht oder verwirklicht ist, von dem der Wissende in uns aber weiß – wenn auch alle äußeren Anzeichen fehlen – , dass es wahr ist oder zuhöchst wert, dass man ihm folge oder es zustande bringe. Dieses Etwas in uns kann fortbestehen, selbst wenn der Geist* (Intellekt) *keine bestimmte Überzeugung hat, selbst wenn das Vitale* (die Lebensnatur, das Emotionale) *kämpft und revoltiert und sich weigert. .... Aber etwas ist da, das ihn* (den Menschen) *aufrecht erhält und wider den Menschen selbst sogar am Werke bleibt, denn es fühlt, dass es doch einem Wahren folgte, mehr noch, es fühlt nicht nur, es weiß.*" [5]

Psychische Transformation

Fassen wir an dieser Stelle zusammen: Die moderne Physik beweist uns, dass eine Wirklichkeit existiert, die mit unserer Ratio nicht mehr zu erfassen ist. Es gibt und gab allerdings Menschen, die von dieser Wirklichkeit zu berichten wussten und wissen. Das Yoga-System ist eine Möglichkeit, diese weitere Wirklichkeit – den Bereich der Psyche – zu erfahren. Voraussetzung hierfür ist, im Zustand von Vertrauen durch Selbst-Experiment die Bewegungen des Denkens und Fühlens zur Stille zu bringen, um dann das Ich-Empfinden hin zum Psychischen überschreiten und transformieren zu können.

Eine psychische Transformation ist notwendig. Sie ist der Schlüssel zum Tor höherer Erkenntnis.

Das Bewusstsein ist wahrlich der Schöpfer des Alls,
doch die Liebe ist sein Erlöser.

Mirra Alfassa

IV. Die psychische Transformation

Kontakt zum Innersten

Sri Aurobindo: *„Das Psychische beeinflusst das Bewusstsein vom Hintergrund her, aber man muss aus dem gewöhnlichen Bewusstsein heraus in das innerste Wesen eintreten, um es zu finden, und man muss es zum Herrscher über das Bewusstsein machen, der es sein muss. Das zu tun, ist eines der Hauptziele des Yoga.“* [6]

Was ist zu tun, um in das „innerste Wesen" eintreten zu können? Welche Haltung ist im Leben notwendig, um die Psyche in den Vordergrund treten zu lassen? Notwendig ist vor allem, nur das zu wollen.

Gewöhnlich sind wir ganz verstrickt in Gedanken und Gefühle. Sie treiben uns, sind immerwährende Begleiter unseres Ausdrucks. Schon der Versuch, nur für wenige Sekunden nicht zu denken, ist für die allermeisten Menschen eine Unmöglichkeit. Wenn wir aber akzeptieren, dass Gedanken und Gefühle nicht unser wahres Ich, die Psyche ausmachen, dann ist der erste Schritt getan, von dieser aufgewühlten „Vordergrundperson" etwas Abstand zu gewinnen. So *bin* ich nicht die Wut, sondern *habe* sie. Auch habe *ich* keinen genialen Einfall, sondern *es* hat ihn in mein Denken gelegt. Gelingt dieser erste Schritt Ich-Distanz allerdings nicht, dann kann – besser: soll – der Yoga nicht getan werden, weil die Ich-Identifikation noch zu stark ist und das Leben womöglich eine andere Richtung nehmen soll.

Im Yoga ist jedoch eine regelrechte Umkehr notwendig, eine Umkehr nach innen. Und das ist erfahrungsgemäß nicht leicht zu tun, wie Sri Aurobindo zu berichten weiß: *„Wenn das Psychische sich nun die Mühe macht zu flüstern oder zu sagen ´Es werde Licht´, wie könnte man erwarten, dass jene* (Intellekt, Emotionen und Körper) *sich auf der Stelle wandeln müssen. Sie haben eine fürchterliche negierende Macht und können sich weigern, und sie weigern sich tatsächlich rundheraus. Der Geist* (Intellekt) *widersteht mit einer obstinaten Beharrlichkeit in Argumenten und einer dauernden Ideenverwirrung, das Vital* (Emotionale) *mit einer wilden Wut schlechten Willens, und es hat den Geist* (Intellekt) *mit seinem willfährigen Räsonieren als Helfer auf seiner Seite. Das Physische* (Körper) *widersteht mit einer obstinaten Trägheit und einer krassen Ergebenheit den alten Gewohnheiten gegenüber.“* [7]

Es braucht also einen steten Willen und fast eine Gewissheit, dass es getan werden muss, damit Körper, Herz und Verstand sich hin zum Psychischen bewegen lassen. Ohne diese innere Gewissheit sollte dieser Yoga nicht praktiziert werden. Dabei ist diese Gewissheit kein Glaube im religiösen Sinne, sondern die Erfahrung um den „Ruf" der Psyche.

In der Regel wird dieser Ruf nicht dergestalt wahrgenommen, dass eine innere Stimme spricht, wie ein alttestamentarischer Gott zu Moses gesprochen haben könnte (Mensch, kehr um und wandel dich!, oder so ähnlich). Viel häufiger stellt sich – oft ganz subtil – so etwas wie eine Sinn- oder Ratlosigkeit ein, weil materielle Dinge, politische und religiöse Ideale oder menschliche Beziehungen nicht mehr so recht befriedigen können, obwohl sie von großer Bedeutung waren oder man gar für sie gelebt und gekämpft hat. Aber es bleibt irgendwie schal, eine Wiederholung vielleicht auf höherem Niveau, aber eben doch nur eine Wiederholung. Es ist nicht „das", was man eigentlich sucht. Es bleibt eine Leere und ein gewisser Druck, diese Leere auszufüllen.

An einem solchen Punkt im Leben angekommen, besteht die Möglichkeit zu Resignation und Fatalismus. Rückzug ins Private oder blinde Flucht ins Materielle könnten die Folgen sein. Dabei ist es eine durchgängige Erfahrung, dass weder ein Mensch noch Aktionismus oder materieller Reichtum *diese* Leere ausfüllen können. Vielleicht sind sogar viele der so genannten Midlife-crisis-Symptome ein Ausdruck dieses letztendlich doch Unausgefüllt-Bleibens: Soll *das* alles gewesen sein?

Diese kaum beschreibbare Leere kann erfahrungsgemäß nur dann angefüllt werden, wenn im Innersten Kontakt zur Psyche aufgenommen wird und dann die Psyche in den Vordergrund treten kann.

Nun, wie aber soll dieser Kontakt geschehen, auf welche Weise kann die Psyche in unsere ich-bezogene Vordergrundperson hindurch scheinen?

Überantwortung

Ein Weg wäre nach Patanjali, Yoga Sutra I, 23 die Hingabe an etwas, das größer ist als das eigene (Vordergrund-)Ich, als das so genannte Ego: ishvara-pranidhana. Dieses Etwas, größer als das Ego, wird häufig im religiösen oder spirituellen Sinne als etwas Göttliches beschrieben. Es ist jedoch nicht notwendig, sich in seinem Innersten so etwas wie einen Gott vorzustellen. Es genügt die Gewissheit, dass diese innerste Vorhandenheit das Ego überschreitet. Wie wir es letztendlich nennen, bleibt unwichtig.

K.O. Schmidt interpretiert dieses Sutra folgendermaßen:

„Erfolg wird am sichersten durch Hinwendung des Vertrauens zur inneren Führung, die als innere Hilfe erfahren wird.
Der Innengott (ishvara) ist der ´Gottesfunke im Seelengrund´ Meister Eckeharts, durch den wir in unauflöslicher Verbindung sind mit dem Lichtmeer der Gottheit. (...) Die meisten allerdings wissen nichts von dem ihnen innewohnenden Gottesfunken; aber der Weise ist seiner bewusst, bejaht ihn als inneren Führer und Helfer und lässt sich von ihm leiten.“ [8]

Doch darf diese Praxis von Hingabe nicht mit Fatalismus oder falscher Demut verwechselt werden. Sie lässt sich besser durch eine aktiv-wollende Überantwortung beschreiben. Kein blindes Sich-treiben-lassen und die Verantwortung einer höheren Macht zuschieben, kein scheinbar demütiges und eine Belohnung erwartendes Auf-den-Knien-kriechen vor dem Allmächtigen. Das Herz dieser Hingabe-Praxis ist die vollständige Überantwortung von Handeln, Fühlen und Denken, ein Sich-selbst-geben an dieses Innerste, diese höchste Kraft, das Namenlose – wir können es auch das Göttliche nennen, ohne tatsächlich religiös zu werden, denn Yoga ist kein religiöses System. Es sei denn, man versteht Religion vom Wortursprung her: (lat.) *re*-ligio als *Rück*-anbindung.

Religion heute, egal welcher Couleur, zwängt den Praktizierenden in ein Regelwerk von Geboten und Verboten, ist Konfession geworden. Yoga will jedoch die Befreiung des Menschen durch persönliche Erfahrung, kein Tun im vorgegebenen Regelwerk. Darüber hinaus lehnen die semitischen Religionen (Juden-, Christentum und Islam) dogmatisch ein unsterbliches „gottesgleiches" Zentrum des Menschen ab. Ob dieses Dogma einer tieferen Wahrheit entspricht, kann durchaus bezweifelt werden, weil es den Erfahrungen der Mystiker dieser Religionen offensichtlich nicht gerecht wird.

Ein „Gottesfunke im Seelengrund" ist aber für einen Yogi keine Frage, sondern Gewissheit aus Erfahrung. Deshalb: Wenn im Folgenden von „Gott" gesprochen wird, dann ist damit nicht ein Gott im speziellen religiösen Sinne gemeint, sondern das höchste Bewusstsein, das Absolute. Diesem Absoluten gilt die Hingabe, die Überantwortung, die Sri Aurobindo wie folgt beschreibt:

„Der erste Prozess im Yoga ist der: entschieden sich selbst hingeben. Leg dich mit ganzem Herzen und all deiner Kraft in Gottes Hände. Mach keine Bedingungen, bitte um nichts, nicht einmal um Vollkommenheit im Yoga, um überhaupt gar nichts außer um das eine, dass in dir und durch dich sein Wille direkt getan werden möge. Denen, die etwas von ihm wollen, gibt Gott, was sie wollen, denen aber, die sich selbst geben und nichts verlangen, gibt er alles, worum sie sonst vielleicht gebeten oder was sie gebraucht hätten, und sich selbst und die spontanen Gaben seiner Liebe gibt er noch dazu." [9]

Die Psyche, der „Gottesfunken im Seelengrund", tritt also durch Überantwortung in den Vordergrund. Und das heißt nach Sri Aurobondo letztendlich:

„Jede Region des Wesens, alle Ecken und Enden desselben, jede Bewegung, Gestaltung, Richtung, Inklination

des Denkens, Willens, Gefühls, Wahrnehmens, Handelns,
Reagierens ...wird durch das nimmer irrende psychische
Licht aufgehellt..." [10]

Die Psyche ist damit eine Quelle höheren Bewusstseins,
sie bringt „Licht" in Herz, Verstand und Körper. Sie ist
die Quelle der Intuitionen, der Impuls einer höheren Bewusstseinskraft jenseits des Intellekts. Und glaubt man
Evolutionsphilosophen wie Ken Wilber, Sri Aurobindo
oder Jean Gebser, dann ist diese psychische Dimension
auch der nächste Schritt in der Bewusstseins-Evolution
des Menschen. Der nächste Schritt in der Evolution des
Bewusstseins ist damit immer auch ein Schritt nach innen,
hin zum psychischen Licht. Und von diesem Licht, das
ungleich heller scheint als der Intellekt, gilt es sich führen
zu lassen.

Es könnte auch Herrn A geleitet haben, damit er seinem
Schulfreund B begegnet. Eine Begegnung, die für A von
großer Bedeutung wurde:

B hielt sich gerade geschäftlich in der Stadt von A auf. B
– schon immer ein Mann der inspirierten Tat – plante ein
großes, bisher einmaliges Projekt. Auch in A hatten sich
schon seit einiger Zeit Gedanken an grundlegende Veränderungen eingeschlichen. Gedanken, die bei Menschen,
die grundsätzlich für Neues eine Offenheit in sich tragen,
eigentlich gar nicht so selten sind. Meistens aber bleiben
solche Pläne und Visionen eher im „Hintergrund" der Persönlichkeit, weil Ratio und Sachzwänge stärker sind.

Doch A fühlte sich durch Bs Projekt irgendwie auf „den
Punkt" gebracht, ein lautes Ja stieg aus seinem Innersten
hervor: Entgegen seiner bisherigen Gewohnheit überlegte

er nicht sehr lange, fasste seinen ganzen Mut zusammen und stieg in Bs Projekt mit ein.

Die Psyche als Quelle der Liebe

Dabei ist die Psyche nicht nur die Quelle von Weisheit und Intuitionen, sie ist auch – vor allem – Ursprung der Liebe. Diese Liebe unterscheidet sich jedoch wesentlich von der Liebe, wie wir sie normalerweise von zwischenmenschlichen Beziehungen her kennen. Noch einmal Sri Aurobindo:

„Das Psychische ist ganz Liebe und ohne Forderung sich selbst gebend.“ [11] Und:
„Es ist die gewöhnliche Natur der vitalen (emotionalen) *Liebe, dass sie nicht andauert und, wenn sie zu dauern versucht, uns nicht befriedigt, denn sie ist eine Leidenschaft, die die Natur hineingeworfen hat, um einem zeitlichen Zweck zu dienen. Für einen zeitlichen Zweck ist sie darum gut genug, ihre normale Tendenz aber lässt sie schwinden, wenn sie dem Zweck der Natur ausreichend gedient hat. Innerhalb der Menschheit, da der Mensch ein komplexeres Wesen ist, ruft die vitale Liebe Imagination und Idealismus zur Hilfe, um ihrer Triebrichtung zu dienen, sie weckt den Eindruck von glühendem Streben, von Schönheit und Feuer und Glanz, aber das alles schwindet nach einer Zeit dahin ...*
Überdies, in dem nur menschlichen Geist und im Vitalen ist nichts von Dauer, alles ist dort im Fließen. Das eine, das dauert, das ist die Seele (Psyche), *der mehr als menschliche Geist. Liebe kann darum nur dauern und befriedigen, wenn sie sich auf die Seele* (Psyche) *und den mehr als menschlichen Geist gründet, wenn sie ihre Wurzeln da hat. Das aber heißt, nicht länger im Vitalen zu*

leben, sondern in der Seele (Psyche) *und dem mehr als menschlichen Geist."* [12]

Die psychische Liebe wandelt den Menschen als Ganzes, in all seinen Schichten, sei es nun intellektuell, emotional oder körperlich. Sie trägt ihn durch die tiefsten Erfahrungen und befriedigt vollständig.
Diesen Zustand könnte man auch als eine Form „dauernden Verliebtseins ohne offensichtlich äußeren Grund" umschreiben, denn diese Liebe braucht kein anderes Motiv als Liebe.

Hier wird – im Unterschied zu manch religiöser Disziplin – deutlich, dass nicht nur Leiden, sondern auch selige Freude uns zu höheren und höchsten Bewusstseinsebenen tragen kann. Folgen wir darüber hinaus den Erfahrungen großer spiritueller Meister, dann ist dem Aufstieg des Menschen durch Bewusstseins-Evolution grundsätzlich keine Grenze gesetzt.

Fassen wir an dieser Stelle noch einmal zusammen:

1. Die moderne Physik macht uns deutlich, dass es eine Bewusstseinssphäre jenseits der menschlichen Ratio gibt.

2. In diesem transrationalen Bereich existiert erfahrungsgemäß eine von der Vordergrund-Ichheit verschiedene Entität: die Psyche.

3. Durch das Yoga-System ist der Mensch grundsätzlich in der Lage, in Kontakt zur Psyche zu kommen.

4. Das psychische Licht wandelt den Menschen als Ganzes. Es öffnet – als nächsten evolutionären Schritt – die Tiefendimension des Menschen.

Und akzeptiert man Rupert Sheldrakes Theorie der morphischen Felder, dann kann die Wandlung eines einzelnen Menschen sich direkt auf sein persönliches Umfeld, ja sogar auf das ganze Feld „Menschheit" auswirken.

Wenn Sheldrake Recht hat, dann hat die westliche Wissenschaft die Welt ganz übel fehlgedeutet – und alles, was in ihr lebt, dazu.

New Scientist

V. Morphische Felder

Man könnte ergänzen: Auch das, was ein *einzelner* Mensch in der Welt bewirken kann, ist bisher weit unterschätzt worden.

Eine neue Deutung für die Entstehung von Form

Rupert Sheldrakes Hypothese der morphischen Felder ist sehr umstritten. Sie ist aber gleichzeitig die bekannteste Hypothese, wie bisher wissenschaftlich unerklärbare (biologische und psychologische) Phänomene gedeutet werden könnten. Sie soll deshalb an dieser Stelle stellvertretend für andere Hypothesen, die diese Phänomene zu beleuchten versuchen, näher betrachtet werden.
Um Sheldrakes Theorie zu erläutern, ist allerdings ein kurzer Ausflug in die Biologie notwendig.

Pflanzen, Tiere und Menschen entwickeln sich aus Zellen bzw. befruchteten Eizellen.
Wie das geschieht, ist für die heutige Biologie immer noch ein Geheimnis. Diesem Geheimnis versucht der Philosoph und Biochemiker Rupert Sheldrake mit seiner Theorie der morphogenetischen bzw. später morphischen Feldern auf die Spur zu kommen. Wobei er den „Wirkmechanismus" der morphischen Felder nicht nur auf die Biologie beschränkt, sondern auf die ganze Welt der Erscheinungen ausdehnt. Und einiges spricht dafür, dass Sheldrake so

falsch nicht liegen kann. (Nebenbei bemerkt: Sheldrake sieht sich durchaus noch als Wissenschaftler, verbleibt also noch in der wissenschaftlich-rationalen Ebene und sucht dort auch Anerkennung; möglicherweise beschreibt er jedoch etwas, dessen Ursache jenseits dieser Ebene liegt.)

Morphogenese, ein Fachterminus aus der Entwicklungsbiologie, bedeutet soviel wie „das Entstehen von Form".
Wie entsteht beispielsweise aus einer befruchteten menschlichen Eizelle ein (biologisch) kompletter Mensch, wie funktioniert die Embryogenese?

Das heutige Weltbild der Biologie ist – wie viele andere Bereiche der Wissenschaft – noch stark vom cartesianischen, d.h. von einem mechanistischen Weltbild geprägt.
So muss aus biologisch-wissenschaftlicher Sicht beispielsweise der Embryogenese ein mechanisches Prinzip auf materieller Ebene als Ursache zugrunde liegen. Nur wurde solch ein Prinzip bisher nicht entdeckt.
Hier setzt die fundamentale Kritik Sheldrakes an, weil bisher alle Versuche, die Organisationsprinzipien des Lebens in Materielles wie Gene zu zwängen, fehlgeschlagen sind.

Genetische Programme

Die Embryogenese wird heute nach vorherrschender Lehrmeinung durch so genannte genetische Programme erklärt. Gene sollen also auf der Grundlage eines Prinzips funktionieren, das Programmen ähnlich sein soll. Dabei sind diese Programme den Genen immanent. Doch ein Programm setzt immer jemanden oder etwas voraus, der oder das dieses Programm entwickelt hat. Also so etwas wie eine Intelligenz. Ein Computerprogramm wird von Menschen entwickelt. Doch wer oder was schreibt die Programme der Gene? Auch macht die Tatsache nachdenklich, dass die Gene aller unserer Körperzellen grundsätzlich identisch sind, aus diesen identischen Genen aber wie durch Zauberhand sich die verschiedensten Körperteile entwickeln. Es muss demnach einen formativen Einfluss geben, der nicht in den Genen selbst liegt. Dieses ungelöste Rätsel umschreibt die Biologie mit vagen Ausdrücken wie *„komplexe raumzeitliche Muster physikalisch-chemischer Aktivität, die noch nicht erforscht sind"*[13] – also mit wissenschaftlich klingenden, im Grunde aber nichtssagenden Worthülsen.

Felder, Holons und Holarchien

In der modernen Physik sind Felder verschiedenster Art die Grundlage der physikalischen Wirklichkeit. Einer Wirklichkeit, die – wie wir gesehen haben – letztendlich nicht mehr rational erfassbar ist.

Sheldrake überträgt den modernen physikalischen Feldbegriff analog auf die Biologie. Er entwickelte die Hypothese, dass es auch Felder geben könnte, die den biologischen Entwicklungsprozess, die Morphogenese steuern: die morphogenetischen Felder.
Dabei ist nach Sheldrake ein morphogenetisches Feld – wie jede Manifestation – in sich bereits ein Ganzes und zugleich Teil eines größeren Ganzen. Der Psychologe Arthur Koestler prägte dafür den Begriff „Holon", die in einer „Holarchie", d.h. einer geschachtelten Hierarchie von Holons, organisiert sind.[14] So ist ein Atom Teil eines Moleküls, dieses wiederum Teil eines Zellkerns, dieser Teil einer Zelle, die Zelle Teil eines Organs, das wieder-

um Teil des Menschen, der Subjekt eines Staates, der Teil der Erde ist usw. – bis ins Unendliche, sowohl in die eine als auch in die andere Richtung, in Mikro- und Makrokosmos.

Sheldrake: *„Das morphische Feld eines Organismus organisiert Teile oder Holons dieses Organismus .... So werden etwa von einem Organfeld die Gewebefelder organisiert, von einem Gewebefeld die Zellen, von einem Zellenfeld die subzellulären Holons wie z.B. der Zellkern und die Zellmembranen. Sowohl die Holons als auch ihre Felder sind in einer geschachtelten Hierarchie angeordnet."* [15]

Da festzustellen ist, dass die Organisation individueller Organismen oder Systeme niemals gänzlich determiniert ist, haben diese Felder eine Wahrscheinlichkeitsstruktur, sie sind also im gewissen Maße flexibel und offen und damit entwicklungsfähig. Morphogenetische Felder organisieren also die Entwicklung z.B. eines Embryos, wobei diese Felder sich bisher einer (wissenschaftlichen) Verifizierbarkeit vollends entzogen haben – eine nur scheinbar recht mysteriöse Angelegenheit. Dazu Sheldrake: *„Wir haben uns den Glauben an unwandelbare physikalische Gesetze so sehr zu eigen gemacht, dass wir gar nicht mehr so ohne weiteres auf die Idee kämen, ihn in Frage zu stellen. Doch wenn wir uns die Natur dieser Gesetze einmal ernsthaft vergegenwärtigen, erweisen sie sich als höchst wunderbar: Sie sind weder materieller noch energetischer Struktur. Sie sind Raum und Zeit transzendent und – zumindest als Potenzial – überall und jederzeit gegenwärtig. Das kann man kaum eine harte, empirische, pragmatische Wissenschaft nennen, gegenüber der sich unsere Hypothese (...) als bizarre metaphysische Spekulation ausnimmt. Die mechanistische Theorie beruht auf*

Annahmen, die eher noch metaphysischer sind als unsere Hypothese." [16]

Das Resonanzprinzip

Morphogenetische Felder wirken durch *morphische Resonanz* auf das Holon, die morphische Einheit, ein. Diese Resonanz ist der Einfluss früherer ähnlicher morphischer Einheiten auf das entsprechende Holon. Eine Keimzelle entwickelt sich also dadurch zum Menschen, weil alle bisher gewesenen Menschen als morphogenetisches Feld „Mensch" auf die Keimzelle organisierend einwirken. Die Natur hat damit eine Art Super-Gedächtnis, dessen sie sich bei jeder neuen Formbildung bedient. Dieses Gedächtnis wirkt formbildend und stabilisierend durch Resonanz, d.h. durch einen auf Ähnlichkeit beruhenden Einfluss. Die menschliche Keimzelle wird also deshalb ein Mensch und kein Fisch, weil in der Vergangenheit bereits eine durch milliardenfache Resonanz geprägte Matrix „Mensch" existiert.

Es gibt mittlerweile einige Experimente und Phänomene – nicht nur in der Biologie – , die darauf hindeuten, dass es so etwas wie morphische Resonanz geben könnte.

So gelingt laut Sheldrake die Synthese organischer Stoffe um so schneller, je häufiger zuvor entsprechende Versuche glückten, egal an welchem Ort der Welt. Ein dokumentiertes Phänomen, das durch herkömmliche Theorien nicht erklärbar ist.
Im Weiteren sollen Tiere die ihnen gestellten (identischen) Aufgaben dann schneller erlernen, wenn die Aufgabe von Artgenossen schon einmal gelöst wurde: So kämen untrainierte Ratten, in New York etwa, die den Ausgang eines

Labyrinths suchen, schneller ans Ziel, wenn Artgenossen vorher in einem analogen Experiment, z.B. in Neu Delhi, erfolgreich waren – ohne dass zwischen ihnen eine wie auch immer geartete offensichtliche Verbindung bestanden hätte. Vereinfacht dargestellt hätte das spezifische Feld der Art „Ratte" eine neue Information – die Lösung der Aufgabe – erhalten, die dann allen Ratten der Welt in gewisser Weise zur Verfügung stünde. Und: Je häufiger diese Aufgabe gelöst wird, um so „stärker" würde die Information im Feld und desto schneller lernten die übrigen Ratten. Es sieht zudem so aus, dass Sprachen, die sehr häufig gesprochen werden wie Englisch oder Chinesisch, grundsätzlich leichter zu erlernen sind.

Gerade aus den letzten beiden Beispielen wird deutlich, dass sich morphische Resonanz nicht nur auf die Morphogenese, die Formenbildung, beziehen könnte, sondern auch auf „Verhaltensfelder" von Tieren und Menschen. Damit deutlich wird, dass sich seine Theorie nicht nur auf die Formenbildung in der Biologie (Morphogenese) beschränkt, bezeichnete Sheldrake die Felder statt morphogenetische im umfassenderen Sinne als morphische Felder.

Äußerst interessant ist Sheldrakes Theorie im Hinblick auf menschliche Verhaltensfelder. Nimmt man an, es existiert ein morphisches Feld, das auf das Verhalten von Menschen einwirkt wie das Feld der Versuchsratten im vorgenannten Beispiel, dann könnte die Menschheit als Ganzes von der Entwicklung eines einzelnen oder einer Gruppe von Menschen schneller lernen, bestimmte Aufgaben zu lösen, ohne mit ihnen in offensichtlicher Verbindung zu stehen. Eine Avantgarde könnte so das ganze Feld „Homo sapiens sapiens" beeinflussen – eine in der Tat revolutionär neue Weltsicht! *„Tiefgreifende Verände-*

*rungen der gesellschaftlichen Struktur pflegen die Folge
vorausgegangener Verschiebungen in der psychischen
Struktur zu sein. Sie sind äußere Manifestationen tieferer
Geschehnisse im Bewusstsein der Bevölkerung.“* [17]

Die Verantwortung und die Möglichkeiten des Einzelnen

Wir sind wahrscheinlich enger miteinander verknüpft, als
wir es wahrhaben wollen. Wenn die moderne Physik belegt, dass alles – jedes Teilchen im Kosmos – irgendwie
eine Einheit bildet, dann mag das noch recht theoretisch
klingen und auf unseren Alltag scheinbar – offen-sichtlich
– keinen größeren Einfluss haben.
Wenn aber z.B. die Erkenntnis eines einzigen Menschen,
eingespeist ins morphische Feld der Menschheit, sich auf
alle Menschen mehr oder weniger auswirken kann, dann
wird menschliches Denken und Tun in ein ganz anderes,
völlig neues Licht gerückt: Denn dann sind der Einzelne
oder kleine Gruppen keineswegs ohne Einfluss auf das
Ganze; man könnte sogar sagen, dass eine menschliche
Avantgarde unbedingt notwendig ist, um die Entwicklung
des Ganzen zu ermöglichen.
Gesellschaftliche und geistige Eliten bräuchten nicht mehr
nur im Außen zu wirken, sondern es würde eine „stille“
Avantgarde genügen, die aus dem „Verborgenen“ wirkt.

Allerdings wird an dieser Stelle deutlich, dass die Einspeisung in morphische Felder von keiner ethischen Norm abhängig sein kann. Sie würde genauso gut eine faschistische
oder religiös-fundamentalistische Entwicklung verursachen
oder vorantreiben. Morphische Felder kennen keine morali-
sche Zensur. Vielleicht lassen sich sogar gesellschaftliche
Phänomene wie der Faschismus in den 30er Jahren oder

die New Age-Bewegung der 70er Jahre des letzten Jahrhunderts auch durch morphische Resonanz erklären.

Bei allem wird klar, wie essentiell wichtig der eigene Standpunkt ist, wie bedeutend auch (nicht sichtbares) Denken und Fühlen sein können. Jeder Einzelne steht in der Verantwortung zum Ganzen.

Im vorherigen Kapitel wurde deutlich, dass ein Schlüssel für die evolutionäre Bewusstseins-Entwicklung die psychische Transformation sein kann. Wer sich nun berufen fühlt, gleichsam als „Evolutionshelfer" tätig zu werden, der sollte als ersten Schritt seine eigene Transformation angehen. Vielleicht sogar in einer Gruppe Gleichgesinnter, weil so das Potenzial an gleichartiger Einspeisung größer ist. Die weitere Entwicklung ergäbe sich dann durch morphische Resonanz von ganz allein. Allerdings ist das Ergebnis aus der Natur der Sache heraus nicht leicht vorhersehbar. Eben ein Abenteuer – letztendlich un-denkbar.

Es gibt nichts Gutes, außer man tut es.

Erich Kästner

VI. Die Praxis

Die Arbeit an sich selbst

Wie soll man die zuvor beschriebene Transformation angehen? Was ist ganz konkret zu tun?
Notwendig ist in erster Linie: Arbeit – Arbeit an sich selbst und Hingabe.

Das bedeutet vor allem:

1. Bewusstseins-Ausfaltung mittels psychischer Transformation durch Yoga-Praxis, damit korrespondiert

2. ein entsprechender Umgang mit sich selbst, Menschen, Tieren, Pflanzen und den materiellen Gütern dieser Welt, u.a. auch mit Geld.

Die Reifung des Menschen

Die allermeisten Menschen identifizieren sich mehr oder weniger mit ihrer Vordergrundperson oder dem Ego, d.h. mit ihrem Denken, Fühlen und dem Körper. Das ist auch ganz natürlich, denn ohne die Ahnung einer „Hintergrund"-person (Psyche) muss die selbstbezogene Reflexion unweigerlich auf die vorderen „Bestandteile" bezogen bleiben. Und es ist die Annahme berechtigt, dass zur Reifung eines Menschen eine solche Identifikation erst einmal notwendig ist. Das Ego soll hier in keiner Weise verteufelt werden, stellt es doch eine unabdingbare Stufe menschlicher Entwicklung dar. Denn nur wer ein (gereiftes) Ego hat, kann von dort aus weiter schreiten.

Dass ein solcher Schritt, der immer ein Schritt nach *innen* ist, durchaus möglich ist, können Menschen bezeugen, die ihn vollzogen haben. Dabei sind es nicht nur Mystiker und große Philosophen oder Künstler, die ihr Ich oder Ego transformiert und so etwas wie ein Innerstes, ein wahres Ich, gefunden haben. Dieser Schritt vollzieht sich viel häufiger im Stillen. Ohne im Außen „offen-sichtliche" Wellen zu schlagen (obwohl auch das möglich ist).

Akzeptieren wir zudem, dass die Reifung von Menschen ein Entwicklungsprozess ist, dann braucht dieser Prozess an keiner Stelle ein Ende zu haben.
Die Bewusstseinsentwicklung eines Menschen beginnt mit der Geburt (manches deutet darauf hin, dass sie noch früher beginnen kann). Es spricht vieles dafür, dass der Mensch im Laufe seines Lebens Stufen einer Bewusstseinsentwicklung durchläuft: eine Entwicklung von einem äußerst ego-zentrierten zu einem nach und nach weniger ego-zentrierten Bewusstsein.

Dazu Ken Wilber: „...*wenn Piaget also die frühesten Stadien als 'egozentrisch' bezeichnet, meint er damit nicht, dass bereits ein klar von der Welt differenziertes Ich vorhanden sei. Ganz im Gegenteil: Ich und Welt sind noch undifferenziert, es gibt noch kein starkes Ich, und die Welt wird als Fortsetzung des eigenen Ich erlebt, egozentrisch eben. Erst mit dem Erstarken eines klar differenzierten Ich geht diese Egozentrik allmählich zurück.*" [18]

(Ken Wilber verwendet den Ausdruck „Ich" im folgenden Sinne: ..*"ein rationales, individuiertes Ich, das von der Außenwelt, von seinen sozialen Rollen und von seiner biosphärischen Grundlage differenziert ist."* Also eine „reifere" Ichheit, die schon differenzieren und von sich selbst absehen kann, somit weniger ich-zentriert ist.) [19]

Bewusstseinsentwicklung ist damit untrennbar mit dem Abbau von Egozentrik, besser: Narzissmus, also Ich-Bezogenheit verbunden. Ein Höchstmaß an Narzissmus finden wir deshalb bei Kleinstkindern vor. Auch wenn unsere „lieben Kleinen" häufig anders gesehen werden, machen psychologische Untersuchungen deutlich, dass die Bewusstseinsreifung mit einem archaisch-autistischen, also einem zuhöchst narzisstischen Stadium beginnt. Diese Tatsache sollte allerdings nicht mit einer Wertung verbunden werden; vielmehr handelt es sich hier um einen ganz natürlichen und stufenweisen Entwicklungsprozess, den jeder Mensch zur Reifung benötigt.

Ken Wilber: *„Mit jeder weiteren Stufe kommt man dem reinen Ich oder Selbst* (Psyche) *näher, und das bedeutet ein Nachlassen der Egozentrik. Das Maximum an Egozentrik herrscht, wie Piaget gezeigt hat, im Stadium der primären und physischen Indissoziation* (Kleinstkindstadium) *..., weil die gesamte materielle Welt hier noch als Teil des Ich erfahren wird und als etwas Eigenständiges nicht einmal zu denken ist. Dieses archaisch-autistische Stadium ist kein glückseliges Einssein mit der Welt, wie manche Romantiker gern glauben möchten, sondern ein Zustand, in dem die Welt dem Ich einverleibt ist: Das Kind ist ganz Mund, und alles übrige ist ihm bloß Nahrung."* [20]

Wenn wir jedes Stadium der menschlichen Entwicklung gleichfalls als Holon (vergl. vorhergehendes Kapitel) definieren, dann bedeutet Bewusstseins-Ausfaltung ein In-

und Aufeinanderschachteln von Bewusstseins-Holons zu einer immer komplexeren höheren Ordnung. Ein gereifter Mensch hat also die vorhergehenden Stadien durchlebt und zugleich integriert. Das Ausmaß an erfolgter Integration ist damit gleichzeitig das Maß der Bewusstseins-Ausfaltung. Häufig wird auch von Bewusstseins-Erweiterung gesprochen, weil in einem solchen Prozess das geistige „Blickfeld" stetig größer und weiter werden kann.

Noch einmal Ken Wilber: *„Jedes Stadium transzendiert seine Vorläufer und ist daher weniger egozentrisch, von weniger begrenzter und weniger seichter Perspektive, jeder Entwicklungsschritt erhöht die Bereitschaft, immer mehr einzubeziehen. Das Ich wird immer weniger egozentrisch und erkennt immer mehr Holons als gleicher Achtung würdig. Wie wir noch sehen werden, wenn wir den Gang der Evolution in den transpersonalen Bereich* (Bereich jenseits der Ratio) *hinein verfolgen, läuft diese Entwicklung schließlich auf das Erkennen des Göttlichen als das eigene Selbst hinaus, und dieses Selbst ist der große Omega-Punkt dieser langen Bewegung abnehmender Egozentrik, die immer mehr vom Zentrum des kleinen Ich wegführt, so dass wir schließlich das Selbst entdecken – ein Selbst, das allen Wesen gemeinsam ist und daher deren Egozentrik und Ethnozentrik immer schon unterläuft. Das vollständig dezentrierte Ich ist das allumfangende Selbst. Was könnte Evolution als abnehmende Egozentrik bedeuten, wenn nicht das?"* [21]

Bewusstseins-Ausfaltung ist somit stets verbunden mit Abbau von Egozentrik/Narzissmus.

Die Hingabe

Für unsere alltägliche Praxis bedeutet das, dergestalt an uns zu arbeiten, dass die Ich-Bezogenheit von Denken, Handeln und Fühlen stetig abnimmt (aber nicht im Sinne von Altruismus, weil dieser bei genauer Betrachtung auch eine Form von Ich-Bezogenheit bleibt, wenn auch eine sehr subtile). Dieses stete Kreisen um das Ego ist letztendlich die Barriere, die uns von unserer Psyche trennt. Das Ego ist also so etwas wie ein Wächter vor dem Tor zu höherer Erkenntnis. Wir müssen somit nach und nach die ausschließliche Identifikation mit diesem Ego aufgeben. Das geschieht nicht leicht, weil alte Muster und Gewohnheiten, die durchaus ihren Sinn hatten, jetzt zu einer Hürde werden. Erfahrungsgemäß das wirksamste Mittel der Ego-Transformation ist die Überantwortung, die Hingabe an eine Vorhandenheit, die größer ist als das Ego selbst. Nennen wir sie an dieser Stelle die Hingabe an eine „höchste Bewusstseinskraft" oder ein „Wahrheits-Bewusstsein".

Der Bewusstseins-Pionier Stanislav Grof: *„Für uns im Westen ist Hingabe oder Aufgabe ein Wort mit höchst unangenehmem Beigeschmack; man verknüpft damit immer so scheußliche Dinge wie das politische 'Ich nehme Ihre Kapitulation an´, vor dem Stärkeren wehrlos den Nacken als Zeichen der Unterwerfung entblößen. Es hat uns größte Mühe gekostet, die Tatsache zu begreifen und zu akzeptieren, dass die Aufgabe des Selbst* (im Sinne von Ego) *ein so essenzieller Bestandteil des spirituellen Weges ist."* [22]

Wahrheits-Bewusstsein

Glauben wir den Erfahrungen sehr entwickelter Menschen, dann ist dieses Wahrheits-Bewusstsein allgegenwärtig und allmächtig. Wenn wir uns dieser Kraft öffnend hingeben, dann tun wir im Grunde nichts anderes, als uns der absoluten Wahrheit anheim zu geben. Daraus folgt notwendigerweise: Erst wenn wir selbst wahr und authentisch sind, haben wir die Möglichkeit des Zugangs zu diesem Wahrheits-Bewusstsein.

Das hört sich im ersten Moment recht lapidar an. Doch ist es ohne Einübung für die allermeisten Menschen kaum möglich, auch nur einen einzigen Tag vollkommen aufrichtig zu bestehen. Wer dies nicht glauben mag, der mache einmal die – ehrliche – Probe aufs Exempel. Bereits ein „Guten Morgen!" zu Beginn des Tages hält in der Regel keiner näheren Überprüfung auf den Wahrheitsgehalt stand, es sei denn, ich wünsche meinem Gegenüber tatsächlich einen Morgen, der in seinem Sinne gut verläuft. Und so geht das den ganzen Tag, an jeder Ecke meines Alltags treffe ich zumindest die kleinen Unaufrichtigkeiten an – von den großen Lebenslügen ganz zu schweigen. Oft gehen Unaufrichtigkeit und Ich-Bezogenheit Hand in Hand. Denn gelogen wird regelmäßig zum eigenen Vorteil. Es ist eine fundamentale Erfahrung, dass Bewusstseins-Entwicklung und Aufrichtigkeit eng miteinander verbunden sind. Ein notorischer Lügner kann keine Resonanz im Wahrheits-Bewusstsein finden.

Gewaltlosigkeit

Im Weiteren schließt die psychische Liebe die Gewaltlosigkeit grundsätzlich mit ein.

Die Physik lehrt uns, dass alles untrennbar miteinander verbunden ist. Auch Mystiker wissen davon zu berichten. Manche haben die Erfahrung einer Identität mit allem, was ist. Wenn ich aber in einer höheren Wirklichkeit der Stein und Baum, das Schwein und mein menschliches Gegenüber in bestimmter Weise „bin", wie könnte ich dann blind für deren Struktur und Leben bleiben?

Die allermeisten Menschen fühlen tief in sich – jedenfalls für Momente – etwas, das sie zurückhält, ohne Not etwas Lebendiges zu töten. So käme kaum ein Kind auf den Gedanken, eine Kuh zu schlachten, wenn es sonst genug zu essen hätte. Es sind hier die Erwachsenen, die durch Druck und Vorbild diese Hemmungen abbauen. Nur sehr wenige Menschen verspüren die Notwendigkeit, andere Menschen ohne existenzielle Not zu töten. Wenn es doch geschieht, dann in der Regel durch Zwang oder Verrohung. Und die Zahl der Naturschützer ist Legion, die selbst für einen alten Baum ihre Gesundheit aufs Spiel setzten.

Es ist daher die Annahme berechtigt, dass a priori etwas im Menschen west, das man mit einer gewissen Barmherzigkeit allem Lebendigen gegenüber umschreiben könnte. Diese Barmherzigkeit stößt immer dann an eine Grenze, wenn es um das eigene Überleben geht. Allerdings ist es ein Zeichen unserer heutigen Zeit, auch dann noch andere Lebensformen zum eigenen Nutzen zu zerstören, wenn es schon gar nicht mehr notwendig ist. Alte Gewohnheiten spielen hierbei sicherlich eine größere Rolle. Jedoch sollte uns zum Beispiel bewusst werden, dass in den meisten Gegenden der Welt heutzutage das Töten von Tieren zu Nahrungszwecken nicht mehr notwendig ist. Erfahrungsgemäß genügt eine vegetarische Ernährung ernährungsphysiologisch vollends. Übrigens:

Sowohl Jesus als auch Buddha sollen Vegetarier gewesen sein.

Dabei ist Gewalt nicht nur auf irgendeine Art von Töten beschränkt. Es gibt mannigfache Arten von Gewalt, und in der Regel erfolgt die Ausübung von Gewalt viel subtiler. Wir wissen zum Beispiel, dass ein Wort mitunter mehr verletzen kann als grobe körperliche Gewalt. Auch kann die strukturelle Gewalt autoritärer (gesellschaftlicher) Systeme äußerst zerstörerisch wirken. Gewaltanwendung ist in der Regel eine Folge von fehlendem Einheits-Bewusstsein. Denn je mehr sich ein Einheits-Bewusstsein entwickelt, je weniger ein Getrenntsein empfunden wird, desto eher erkenne ich mich selbst im anderen wieder.

Die Fähigkeit der Unterscheidung

Um nicht missverstanden zu werden: Es gibt auch Situationen, in denen Gewalt gerechtfertigt ist. Denn jemand, der selbst gegen das Prinzip der Einheit verstößt, muss ggf. daran gehindert werden – als letztes Mittel auch mit Gewalt. Vor allem immer dann, wenn es um den Schutz „höherer" Rechtsgüter wie z.B. das Leben anderer geht. Gewaltlosigkeit ist damit nicht immer das höchste Prinzip. Wichtig ist hierbei die Fähigkeit zu unterscheiden, wann eine Intervention notwendig ist und wann nicht. Auch hier hilft uns der Yoga weiter. Denn mit zunehmender Bewusstseins-Entfaltung wächst auch die Fähigkeit der Differenzierung, in Sanskrit als *viveka* bezeichnet.

Dazu Patanjali in Yoga Sutra II, 28: Yoga-anga-anusthanad ashuddhi-kshaye jnana-diptir a viveka-khyateh.
Übersetzt: Durch eine bestimmte Übungspraxis (gemeint ist der so genannte Achtgliedrige Yoga-Pfad) leuchtet die

Erkenntnis auf, d.h. ein Unterscheidungsvermögen zwischen dem, was wahr ist, und dem, was nicht wahr ist. Und wir erinnern uns, was durch die psychische Transformation geschieht: Jede Region des Wesens, alle Ecken und Enden desselben werden durch das nimmer irrende psychische Licht aufgehellt – womit dann auch so etwas wie viveka entstehen kann.

Wir werden also in unserer Yoga-Praxis nicht allein gelassen. Es wird nichts verlangt, was nicht auch möglich wäre. So wird uns auch das Unterscheidungsvermögen zukommen, um klar zu erkennen, ob eine Intervention notwendig ist oder nicht. Auch hier gilt es, Vertrauen in eine umfassendere Bewusstseins-Kraft zu entwickeln, die uns führt, sobald wir uns ihr wirklich überantwortet haben. Was nicht heißen soll, dass wir unseren Verstand an der „Garderobe der Yoga-Praxis" abgeben sollen. Ein scharfer Intellekt ist immer ein gutes Werkzeug – aber halt nur ein Werkzeug und nicht das letzte Maß aller Dinge.

Praktische Hilfen

Nun, uneingeschränkte Aufrichtigkeit, Gewaltlosigkeit und das Entwickeln psychischer Liebe sind tatsächlich sehr schwierige Ziele. Aber das sollte uns nicht davon abhalten, uns auf den Weg zu machen. Bewusstseins-Entwicklung ist ein Prozess, der die verschiedensten Stadien durchläuft. Hier mag auch die Weisheit stimmen, dass der Weg das Ziel sein kann. Und auf dem Weg der psychischen Transformation gibt es durchaus praktische Hilfen:

Eines dieser Hilfsmittel und ein erster Schritt kann eine ernsthafte Hatha-Yoga-Praxis sein. Es gibt überall kompetente Hatha-Yoga-Lehrerinnen und -Lehrer, die im Rahmen des körperorientierten Hatha-Yoga auch wesentliche Elemente des vorgenannten Achtgliedrigen Pfades nach dem Yoga Sutra unterrichten (der Hatha-Yoga wird hier als Teil des Achtgliedrigen Pfades gesehen). Mittlerweile gibt es auch Yoga-Schulen, die über die übliche Hatha-Yoga-Praxis, die ja oft spirituelle Themen nur andeutet, hinausgehen und eine spirituelle Vertiefung anbieten. (Nähere Informationen dazu im Anhang.)

Im Weiteren kann eine Psychotherapie viel zur Klärung von Gedanken und Gefühlen beitragen. Durch diese Therapie ist es möglich, Blockaden aufzulösen und Defizite in der Persönlichkeit aufzuarbeiten. Allerdings vermag die Krankenkassen-Psychotherapie den Menschen nur als Vorbereitung für den Yoga-Pfad dienen, weil deren klassische Formen, d.h. Verhaltenstherapie und Psychoanalyse, naturgemäß keinen transrationalen oder spirituellen Ansatz haben. Doch jenseits der Kassen-Psychotherapie bewegt sich neuerdings einiges. Besonders zu erwähnen ist hier die Transpersonale oder Integrale Psychotherapie, die die spirituelle Dimension des Menschen mit einbezieht. Diese wird allerdings in der Regel nicht durch die gesetzlichen Krankenkassen finanziert. (Nähere Informationen dazu im Anhang.)

Der Alltag als Praxis

Die beschriebene Transformation findet immer *im* Leben statt. Es genügt hier nicht, viele gute Bücher zu lesen und sich theoretisch zu bilden; vielmehr ist ebenso unabdingbar – wenn nicht gar von größerem Gewicht – die mit der inneren Entwicklung korrespondierende Lebenspraxis. Erfahrungsgemäß ist es tatsächlich so, dass Praxis und Erkenntnis sich gegenseitig bedingen und untrennbar miteinander verknüpft sind: Dem Wissen folgt die Erkenntnis, der Erkenntnis die Tat, durch die Tat wiederum Wissen oder Erkenntnis usw. Ein „spiralförmiger" Prozess, der uns durch Tat und Erkenntnis stetig neue Bewusstseinsebenen erschließen kann. Und yogische Transformation ist immer auch Selbst-Experiment, d.h. alltägliche Arbeit an sich selbst und mit der Welt. Und diese im wahrsten Sinne des Wortes all-tägliche Arbeit erfolgt *in* der Welt und – bis auf Ausnahmen - nicht hinter hohen Klostermauern. Das hat den Vorteil, dass sie sofort begonnen werden kann.

Das Geld

Wir haben in den ersten Kapiteln erkannt, dass ein ich-süchtiger Materialismus die Erde an den Rand des Abgrunds geführt hat. Legt man die Theorie der morphischen Felder zugrunde, ist dies auch nicht weiter verwunderlich. Die Egozentrik des Einzelnen potenziert sich zu einem weltumspannenden Egoismus. Direkter Ausdruck dieser globalen Egozentrik ist auch der grassierende Kapitalismus neoliberaler Ausformung (als blindeste Form des Materialismus). Money makes the world go round ... damit kommen wir zur Geld-Praxis.

Hier soll aber nicht das Geld an sich verteufelt werden, sondern dessen zerstörerische Anwendung. Geld ist grundsätzlich weder gut noch schlecht, sondern einfach eine Form von Macht. Entscheidend ist allerdings, auf welche Weise ich diese Macht gebrauche und wie abhängig ich von ihr bin.
Ich kann Geld benutzen, um mich persönlich zu bereichern. Das wäre ein auf Ego-Wachstum gerichtetes Ziel. Ich kann aber auch Geld einsetzen, um die Welt zu „bereichern" oder – was aktuell nötig erscheint – Teile der Erde

vor dem Zugriff kapitalistischer Raubritter zu schützen. Wir haben also die Wahl, zumindest einen Teil unserer Geld-Macht auf diese oder auf jene Weise zu verwenden.

Ein gutes Übungsfeld

In jedem Fall sollten wir versuchen, unsere Abhängigkeit vom Geld Schritt für Schritt einzugrenzen, uns nach und nach von rein egoistischen Bedürfnissen zu entfernen. Wie heißt es doch: Beim Geld hört die Freundschaft auf! Soll heißen: Geld-Macht steht über Freundschaft, Ego steht über Gemeinschaft. Die Erfahrung lehrt, dass gerade der Umgang mit Geld ein hervorragendes Exerzierfeld zur Selbst-Erkenntnis und Selbst-Transformation sein kann.

Dazu als Beispiel eine kleines Experiment zum Zwecke der Selbst-Erforschung:

Man nehme einen Briefumschlag, lege dort – sagen wir mal – drei Prozent seines verfügbaren monatlichen Einkommens hinein und werfe diesen Umschlag anonym in den Briefkasten einer unbekannten Person. Das ist alles. Es ist schon erstaunlich, welche Gedanken und Gefühle bei der Ausführung dieses kleinen Selbst-Experiments auftauchen. Es lohnt sich, diese Gedanken und Gefühle genauer zu betrachten. Denn hier passiert ja etwas Gravierendes: Geld-Macht wird – vielleicht zum ersten Mal im Leben – nicht zum eigenen Zweck eingesetzt. Der Einwand, man habe schon öfter mal Geld verschenkt, zieht meistens nicht, weil man zumindest die Freude des Beschenkten genießen wollte. Hier wird deutlich, welch ungeheure Macht vom Geld ausgeht. Und wir sehen, der Geld-Macht ein Schnippchen zu schlagen, ist gar nicht so einfach.

Nutzen, aber nicht besitzen

Ein kleiner, vielleicht sogar ein größerer Schritt in Richtung Geld-Unabhängigkeit wäre ein anderer Umgang mit Dingen des täglichen Gebrauchs unter dem Motto: Nutzen statt besitzen.

Viele Dinge des täglichen Gebrauchs haben Eigentümer – und zwar meistens nur einen. So ist es bei uns schon normal geworden, Dinge zu besitzen, die wir vielleicht nur einmal im Jahr gebrauchen. Die übrige Zeit sind diese Dinge nutzlos, weil nicht benutzt.

Autos beispielsweise stehen in der Regel die allermeiste Zeit des Tages still, obwohl deren Nutzung grundsätzlich den ganzen Tag erfolgen könnte. Es wäre gerade in einer Informationsgesellschaft ein Leichtes, Autos durch intelligente Systeme viel effektiver zu nutzen. Man müsste nur den Anspruch aufgeben, ein ganz bestimmtes Auto sein ausschließliches Eigentum nennen zu müssen. Wenn zum Beispiel eine so genannte Normalfamilie dadurch statt von drei Autos als Eigentümer zu nur zwei Autos als Nutzer käme, wäre schon eine Menge Geld „frei" geworden. Man könnte dieses Beispiel genauso gut auf Wasch- oder Bohrmaschinen, Rasenmäher oder Computer ausdehnen. Der einzige Unterschied wäre, dass die Nutzung des Gebrauchsgegenstandes nicht als (ausschließlicher) Eigentümer erfolgt. Der Erfolg der Nutzung bliebe hingegen der gleiche: Eine geliehene Bohrmaschine bohrt die gleichen Löcher wie die eigene.

Es liegt ganz klar auf der Hand, dass das Nutzen-statt-besitzen-Prinzip große ökonomische und ökologische Vorteile hätte.

Nur: Warum funktioniert es bisher kaum? Es ist das *Allein*-haben-wollen, der Egoismus des Einzelnen, der im wahrsten Sinne des Wortes seinen Preis kostet und uns damit noch abhängiger von der Geld-Macht werden lässt. Wer haben will, der wird abhängig. Doch Menschen, die wachsen wollen, machen sich frei.

Neue Einfachheit

Ein probates Mittel, sich mehr Unabhängigkeit von Geld zu verschaffen, ist, sein Leben zu vereinfachen.
Unser alltägliches Leben hat in den letzten zwei Jahrzehnten dramatisch an technischer Komplexität zugenommen. Neue Kommunikationsmöglichkeiten und die Digitalisierung unserer Lebenswelt hinterlassen immer tiefere Spuren. Personal-Computer und Mobiltelefone sind bereits Selbstverständlichkeiten geworden. Dinge, die wir zumindest in unserem *privaten* Alltag eigentlich gar nicht brauchen – aber viel Geld (und Zeit) kosten! Denn: Welcher relevante Lebensraum ließe sich ohne Mobiltelefon, E-mail oder Internetzugang tatsächlich nicht erschließen? Ist es wirklich erstrebenswert, immer und überall erreichbar zu sein? Wenn ja, warum eigentlich? Welche wirklich wichtigen Informationen erhalte ich aus dem world wide web? Die allermeisten Seiten werden doch von Schnäppchenjägern und Pornofreunden angeklickt. Zudem müsssen immer neue – nicht mehr kostenlose – Schutzmechnismen installiert werden, um nicht Opfer von digitalen Wegelagerern wie Dialern oder Viren und Würmer zu werden.

Natürlich kann man im Internet auch sehr nützliche Informationen kostenlos und weltweit erhalten. Hier ist tatsächlich so etwas wie eine Demokratisierung des Informationszugangs zu beobachten – jedenfalls für Menschen der Industrienationen. Bei genauem Hinsehen entdecken wir hier aber gleichzeitig so etwas wie eine von der Informationstechnologie-Wirtschaft erzeugte kollektive Informationsneurose, die sich die Neugier zu Nutze macht und den Leuten das Geld aus der Tasche zieht. Und uns zudem zu digital erforschbaren, „gläsernen" Menschen werden lässt.

Die digitale Komplexisierung macht mittlerweile vor keinem Lebensbereich mehr Halt. Noch vor wenigen Jahren konnte ein verständiger Laie z.B. noch sein Auto oder seine Heizung selbst reparieren. Heute muss da ein teurer Fachmann ran. Wir sind abhängig geworden von den in mittlerweile fast allen technischen Geräten installierten Microchips, die zudem meist sehr anfällig und unerkennbar manipulierbar sind. Nicht ohne Grund ist Bill Gates der reichste Mensch auf Erden und dessen Firma Microsoft der heimliche Herrscher über PC und Internet. Deshalb: Wo immer möglich und sinnvoll, raus aus der digitalen (Geld-)Falle!

Die meisten Ressourcen werden in der Regel fürs Wohnen verbraucht. Auch hier wird uns suggeriert, dass Eigentum erstrebenswert sei. Da die meisten Menschen die dafür nötigen 200 000 bis 300 000 Euro nicht zur Verfügung haben, verschulden sie sich bei den Banken. Das bedeutet, dass man bei einem durchschnittlichen Zinssatz und der üblichen Tilgung über 20 bis 30 Jahre ungefähr das zwei- bis dreifache des Kreditbetrages zur Bank tragen muss. So kann es durchaus sein, dass man am Ende des Kreditzeitraumes eine halbe Million Euro für sein Häuschen gelassen hat. Jeder Banker weiß, dass sich Eigentum im privaten Sektor heute in den wenigsten Fällen tatsächlich rechnet. Grob überschlagen kostet es nur die

Hälfte, wenn man in einem vergleichbaren Haus zur Miete wohnen bleibt. Dass dies den Wenigsten auffällt, dafür sorgen Banken, die Mieter und deren Habenwollen-Ego mit Slogans wie „Eigentum statt Miete" oft über Jahrzehnte in die Zinsleibeigenschaft locken. Bestenfalls freuen sich neben den Banken doch nur die Erben.

Teilzeitarbeit

Solcherart weitverbreitete, zementierte Abhängigkeit hat natürlich große Auswirkungen auf das Arbeitsleben. Wenn Zins und Tilgung drücken, ist auch die Abhängigkeit von einem bestimmten Arbeitsmodell fast schon zwangsläufig: 40 Stunden (oder mehr) die Woche bis zur Rente arbeiten. Und oft heißt das auch, einer Arbeit nachgehen, die zwar ernährt, aber nicht wirklich befriedigt. Doch: Je weniger Geld wir benötigen, desto mehr wächst die Freiheit, weniger zu arbeiten – oder einer Arbeit nachzugehen, die Freude, aber wenig oder gar kein Geld einbringt.

Die zuvor (und im Weiteren) beschriebenen notwendigen Umwandlungsprozesse benötigen Zeit. Zeit, die wir ja irgendwo her nehmen müssen. Möglicherweise reichen ja fünf bis sechs Stunden Erwerbsarbeit aus, um Geld für das tatsächlich Benötigte zu verdienen (meistens klappt das schon, wenn man weiter zur Miete wohnen bleibt und das nächste Auto eine Nummer kleiner wird). Eine solche Teilzeitbeschäftigung könnte ein hilfreicher Schritt sein, den dringend benötigten Zeit-Raum zu schaffen für ein (diesmal immaterielles) Wachstum im Innern.

Dabei ist es oft hilfreich, die Weichen hierzu recht früh zu stellen, weil sich einmal gefestigte Arbeitsstrukturen häufig nur sehr schwer wieder verändern lassen. Deswegen gilt besonders am Beginn eines Arbeitslebens oder bei einem

Stellenwechsel: Möglichst eine Tätigkeit mit Teilzeitperspektive anstreben.

Neue Zahlungsmittel

Unser kapitalistisches Wirtschaftssystem könnte ohne Zins und Zinseszins nicht funktionieren. Der ganze internationale Finanzmarkt ist auf der Grundlage aufgebaut, dass Geld sich vermehren muss, sobald es verliehen wird. Aus diesem Grunde fließen täglich Hunderte von Milliarden Dollar oder Euro auf der Suche nach der profitabelsten Anlageform rund um den Globus. Dieser Vermehrungszwang des Geldes wird auf den produktiven Teil der Gesellschaft übertragen und erzeugt dort die Notwendigkeit eines ständigen Wirtschaftswachstums – mit allen seinen ökologischen und sozialen Folgen. Es mag zwar überraschend klingen: Doch auch hier sind wir nicht wirklich ohnmächtig.

Um dem entgegenzutreten, müssen wir ein neues Zahlungsmittel schaffen, das ohne Zinsen funktioniert. Dazu sind zwei Dinge notwendig: Zum einen müssen wir Geld als ein gestaltbares Kulturgut erkennen und als solches in unser Denken integrieren; zum anderen brauchen wir Erfahrungen, wie denn konkret ein anderes Zahlungsmittel funktionieren und aussehen könnte.
Dieser neue Umgang mit Geld und zinslosen Zahlungsmitteln könnte in Tauschringen erprobt werden. Nach dem Motto: Ich schneide dir deine Haare, und dafür mähst du (oder ein anderes Tauschringmitglied) meinen Rasen oder übereignest mir einen Sack Kartoffeln – ohne dass dafür „gewöhnliches" Geld notwendig wäre. Das neue Zahlungsmittel könnte somit zumindest regional seine ursprüngliche

und wichtigste Funktion erhalten: die als Tauschmittel und Arbeitsvermittlung.

Es gibt mittlerweile eine größere Zahl von professionellen Tauschringen, in denen man Güter und Arbeitszeit einbringen und eintauschen kann (was besonders für Menschen ohne „Geld-Beschäftigung" – so genannte Arbeitslose oder Rentner – von großem Nutzen sein kann). Die „Guthaben" auf den Konten werden nicht verzinst. Ein Nebeneffekt: Die Vergütungseinheiten („Talente", „Blüten", „Peanuts" o.ä.) unterliegen keiner Steuer, weil kein offizielles Geld fließt. Der Staat bleibt also außen vor. Es besteht damit grundsätzlich die Möglichkeit, nach und nach eine regionale zinslose Sekundärwirtschaft neben der kapitalistisch organisierten Marktwirtschaft heranwachsen zu lassen (nähere Informationen im Anhang).

So besteht mittels intelligenter Güternutzung und zinsloser Wirtschaft durchaus die Möglichkeit, sich schrittweise von der Geld-Macht zu lösen und in eine alternativ-solidarische Form des Wirtschaftens einzusteigen. Der Schlüssel zum Erfolg liegt auch hier in der Überwindung der Ich-Bezogenheit.

Zwischenmenschliche Beziehungen

Kaum ein Lebensfeld ist für die Praxis spirituellen Wachstums geeigneter als der weite Bereich zwischenmenschlicher Beziehungen. Sei es in der Partnerschaft, in der Familie oder im Beruf. Immer wieder haben wir es mit Menschen zu tun. Mit Menschen, die häufig so ganz anders sind als wir – und ebenfalls noch ein Ego haben (oder noch eines bekommen sollen). Und wenn zwei Egos aufeinandertreffen, dann treten zwangsläufig Interessenkonflikte auf, die schnell zu Spannungen führen können. Genau hier können wir mit unserer Arbeit beginnen.

Die intensivsten Konflikte treten erfahrungsgemäß in einer Partnerschaft auf. Mittlerweile wird jede zweite Ehe geschieden, weil die Partner nicht mehr zusammen leben können oder wollen. Hier soll bestimmt nicht der Ehe das Wort geredet werden, doch lohnt es sich, die Mechanismen, die zu einer Trennung führen können, einmal genauer anzuschauen.

Wenn zwei Menschen miteinander leben, treffen auch immer zwei Egos aufeinander. Die allermeisten Trennungsgründe speisen sich deshalb aus diesem Ego, das ja häufig die Tendenz hat, sich immer mehr auszuweiten oder seine Besitzstände zu wahren. Das geht dann oft nur auf Kosten des anderen Egos, das sich natürlich dagegen wehrt – schließlich will es ja auch noch ein bisschen größer werden oder behalten, was es schon hat. Was auch in vielen Fällen völlig in Ordnung ist, da zur Heranreifung des Menschen, der so genannten Individuation, der Aufbau eines Egos im Sinne einer Vordergrundperson erst einmal eine Notwendigkeit ist. Das kann immer dann zu sehr komplexen oder gar regelrecht paradoxen Problemfeldern führen, wenn beide Egos sich noch im Aufbau befinden und damit „zu Recht" noch wachsen wollen – und müssen. Es ist deshalb für eine Partnerschaft immer von Vorteil, wenn beide schon eine relativ ausgereifte Persönlichkeit besitzen, die nicht mehr auf die Ego-Konstitution fixiert ist, wie das bei einem Kind noch der Fall ist. Erst dann kann mit einer wirklichen Partnerschaft begonnen werden. Ansonsten bleibt es noch ein „Ego-Krieg", den einer immer gewinnen möchte. Gibt es überwiegend nur einen Sieger, bleibt dem Verlierer häufig nur der Rückzug, Unterwerfung – oder die Trennung.

Feste Regeln

Angesichts der beschriebenen Lage ergeben sich im täglichen Umgang mit Menschen scheinbar unendliche Konfliktsituationen, weil man ja überall auch Ego-Persönlichkeiten begegnet. Das haben die Menschen schon zu allen Zeiten erkannt und einen Weg gefunden, das Leben mit anderen Menschen doch einigermaßen erträglich zu gestalten: Es wurden feste Regeln aufgestellt, die – unter Androhung von Sanktionen – eingehalten werden müssen. Es gibt heute ein dichtes Netz von Gesetzen und Verträgen, die unser Miteinander regeln. Natürlich gibt es auch hier reichlich Möglichkeiten, den Einzelnen oder eine Gruppe von Menschen unangemessen zu benachteiligen, wie die Unterdrückung von Frauen in fast allen Kulturen belegt; aber auch hier findet mittlerweile eine Evolution statt. Abgesehen von islamistisch geprägten Staaten, in denen Frauen (für westliche Empfindungen) teilweise brutal unterdrückt werden, hat die Frauenbefreiung in den letzten 100 Jahren große Fortschritte gemacht. Die vollständige Individuation von Mädchen und Frauen wird zunehmend selbstverständlich, wir erleben eine Renaissance des Weiblichen. Mit zu begrüßenden Wirkungen auf die Gesellschaft und den Einzelnen.

Weibliche Eigenschaften

Wie psychologische Untersuchungen ergaben, sind Frauen durchweg rezeptiver, also empfänglicher als der männliche Gegenpart. Auch erweisen sich Frauen im Durchschnitt als kommunikativer, also mitteilsamer als Männer. (Warum das so ist, soll an dieser Stelle außen vor bleiben.) Das hat für das Miteinander natürlich Konsequenzen: So sind es zumeist die Frauen, die die so genannte Beziehungsarbeit leisten. In den allermeisten Fällen wäre es ein Gewinn für eine Partnerschaft, wenn Männer sich mehr in die Beziehung einbringen, mitteilsamer und empfänglicher würden. Soziale Kompetenz sollte nicht nur in Seminaren für Führungskräfte, sondern auch ganz unmittelbar im kleinsten Kreis eingeübt werden. Es wäre schon eine Merkwürdigkeit, wenn die Wirtschaftselite, die ja immer noch männlich dominiert ist, plötzlich so etwas wie die „Herzebene" entdeckt, um erfolgreicher agieren zu können, aber jenseits der Firma alles in den alten Bahnen verlaufen würde. Denn gerade die Herzebene ist es, die das Miteinander von Mann und Frau – und darüber hinaus – wirksam verbessern könnte; verbessern im Sinne von Gemeinsamkeit, Verbundenheit und Einheit. Denn eine höhere Wirklichkeit ist – wie in den vorherigen Kapiteln dargestellt – die Einheit alles Seienden.

Die Herzebene

Wir haben gesehen, dass die psychische Transformation eine wirksame Möglichkeit darstellt, höhere Bewusstseinsebenen zu erklimmen. Dabei ist eine Wende nach innen notwendig, die eben über diese Herzebene, über Empathie, Mitleiden und Mitfühlen begonnen wird. Ich schließe mein „Gegen-über" in mein Herz mit ein, so dass sein Denken und Fühlen Teil meines Denkens und Fühlens werden kann. Gehe ich diesen Weg weiter, dann nimmt die Identifikation so weit zu, dass ein Gegenüber eigentlich nicht mehr vorhanden ist, dass ich quasi zum Anderen geworden bin. Mit „Ich bin du" wird in östlicher Tradition dieser Seins-Zustand beschrieben. Es ist die Erkenntnis, dass es eine Trennung in Wirklichkeit nicht gibt.
Ein wirksames Mittel, diese Einheitserfahrung zu verwirklichen, ist die Einübung von Mitgefühl allen Wesen gegenü-

ber. Die Mittel hierfür werden uns von allen Religionen der Welt zur Verfügung gestellt. Im christlichen Sinne bedeutet das, (erst einmal) meinen Nächsten wirklich lieben zu lernen: dem Gegenüber zuzuhören, versuchen, dessen Wollen nachzuvollziehen, den eigenen Standpunkt relativieren zu lernen – letztendlich eine Liebe zu entwickeln, die sich selbst genügt. Im Lichte dieser Liebe können sich dann auch das Ego und damit die Konflikte zwischen Mann und Frau zunehmend auflösen. Denn: Wenn ich du bin und du bist ich – worüber sollten wir uns dann noch streiten können?

Wenn Mann und Frau diese Liebe in einem gewissen Maße mit einer Person verwirklicht haben und zudem den Rahmen der klassischen Kleinfamilie (Vater, Mutter, Kind plus Psychotherapeutin) überschreiten wollen, dann könnte der nächste Schritt sein, dies auch außerhalb der Exklusivität einer monogamen Beziehung zu versuchen. Ein solches Modell wäre z.B. die polygame Dreier-, Vierer-, Fünfer-usw. Beziehung gleichverantwortlicher Menschen, wobei die Verbindlichkeiten und Verpflichtungen wie Kindererziehung oder Unterhalt untereinander genau die gleichen wären wie in einer monogamen Gemeinschaft. Eine solche transmonogame Gemeinschaft wäre jedoch ungleich reicher an – nicht nur sexuellen – Begegnungen. Zudem wird von dem/der Einzelnen der (weitverbreitete) Druck genommen, alles das erfüllen zu müssen, was er/sie sich unter einem „perfekten" exklusiven Gegenüber vorstellen könnte. Und: Es gibt wohl kein wirksameres Unterfangen, sein (sexuelles) Ego schnell und gründlich kennenzulernen, weil hier ein Großteil der Konditionierungen und Verletzungen schlagartig ans Licht kommen und transformiert werden können. Das wäre dann die Überholspur für ganz besonders Mutige!

Tantrismus

Menschen, die die zuvor beschriebene Exklusivitäts- und Konflikt-Ebene schon zu einem großen Teil hinter sich gelassen haben, steht zudem der Weg offen zu einer noch tiefer gehenden, spirituellen Einheits-Ebene: die des Tantrismus.

Was im Allgemeinen heute im Westen unter dem ursprünglich indischen Tantrismus verstanden wird, ist meistens sexualtherapeutische Arbeit (oder manchmal auch nur Hedonismus pur). Diese therapeutische Arbeit macht sicherlich Sinn, weil viele Menschen auch heute noch mit ihrer Sexualität Schwierigkeiten haben – trotz der sog. sexuellen Revolution in den 60er und 70er Jahren des letzten Jahrhunderts. Die hat zwar zu einer Enttabuisierung von Sexualität, aber zu keiner wirklichen Befreiung geführt. Es ist eher zu einer Kommerzialisierung des Sex als zu einer wirklichen Heilung im Sinne einer Befreiung von Scham und Repression gekommen. Da kann ein Tantra-Seminar schon mal weiterhelfen, Blockaden aufzulösen. Dieses (typisch westlich-therapeutische) Verständnis des Tantrismus soll aber im Folgenden nicht gemeint sein.

Vielmehr soll hier der Tantrismus im Sinne eines Shaktismus behandelt werden. Als Shakti wird in Indien die Kraft verehrt, die das gesamte Universum konstituiert. Sie ist die grundlegende Schöpferkraft, deren ursprünglichster Ausdruck die die Polarität von Mann und Frau überwindende sexuelle Kraft ist. Im Shaktismus wird diese sexuelle Kraft genutzt, um über die körperlich-emotional-mentale in eine transrationale Dimension vorzustoßen. Damit ist der Shaktismus bisher die einzige spirituelle Disziplin, die die Sexualität voll integriert und dabei dem Weiblichen eine zentrale Rolle zukommen lässt. Möglicherweise wäre ein den westlichen Feminismus integrierender Shaktismus auch der nächste Schritt, den Frauen und Männer wieder zusammen gehen können, um dem sog. Kampf der Geschlechter ein wissend-harmonisches Ende zu bereiten. Die Welt würde so sicherlich ein wenig zärtlicher.

Nun, es klingt natürlich verlockend, über den Sex zum Spirit zu gelangen. Nur wird der Spirit einen Teufel tun, gerade in mehr oder weniger hedonistischen „Joy-of-Sex"-Seminaren aufzuscheinen. Denn wie vorher aufgezeigt, ist es immer die Ego-Transformation, die Raum schafft für eine transrationale, spirituelle Weite.
Nur wenn sich solcherart Transformierte begegnen, kann aus Sex mehr werden als der Austausch von Körpersäften und Emotionen. Denn: Solange die eigene Lust nicht auch die Lust des Gegenüber *wird*, solange bleibt Lust Selbst-Befriedigung, bleibt immer noch egozentriert. Solange mein Gegenüber nicht als Ausdruck des weiblichen bzw. männlichen Prinzips, noch nicht als „Göttin" oder „Gott" emporgehoben wird, bleibt der Sexualakt mehr oder weniger Zeugungsakt, ist nicht zur Chymischen Hochzeit geworden. Hier gilt es zu erlernen, dass es nicht nur die Vordergrundpersonen sind, die die Vereinigung vollziehen, sondern auch deren Innerstes oder Göttliches – wie immer man ein solches auch nennen mag. Um richtig verstanden zu werden: Es geht nicht darum, sich etwas abzuschneiden, sondern sich um das zu erweitern, was über das Individuelle hinausweist.

Die Vereinigung von weiblicher Yoni, dem nach unten gerichteten, „herabkommenden" Dreieck, und männlichem Linga, dem „aufstrebenden" Prinzip, benötigt einen rituellen Rahmen. Allein schon deshalb, um diese Form der Sexualität vom Alltäglichen abzuheben (wie ein alter tantrischer Text diese rituelle Vereinigung beschreibt, siehe Anhang). Im Weiteren sollte das wirkliche Bedürfnis bestehen, die herkömmliche Sexualität zu überschreiten. Das bedeutet natürlich, dass das „Herkömmliche" bereits voll gelebt und integriert sein muss. Denn auch hier gilt das Prinzip des schrittweisen Voranschreitens, einer stufenweisen Reifung. Und am Ende dieser Reifung könnte die klassisch-monogame Beziehungsebene sich aufweiten in eine Liebschaft erlöster Herzen, in deren Mitte nicht biologische Konditionierungen und Habenwollen, sondern die unumschränkt-leuchtende Freiheit des Spirits steht.

Wenn wir über das Persönliche hinausgegangen sind,
werden wir PERSON sein.

Sri Aurobindo

V. Vorausschau

Wir haben an den exemplarischen Feldern „zwischenmenschliche Beziehungen" und „Geld" überaus deutlich
gesehen, wie essenziell der vorher beschriebene Prozess
der Ego-Transformation für die spirituelle und Lebenspraxis ist. Ohne ihn kann sowohl in individueller als auch in
kollektiver Hinsicht nichts grundsätzlich Neues ausgefal-
tet, das Un-Denkbare nicht getan werden.

Wird dieser Prozess aber begonnen, dann ist das, was der
Einzelne oder eine Gruppe von Menschen bewirken kann,
weit mehr, als allgemein bisher als möglich angesehen
wurde. Heute sind die meisten Menschen noch der Überzeugung, dass der Einzelne in Anbetracht der scheinbar
übergroßen sozialen, wirtschaftlichen und ökologischen
Probleme so gut wie ohnmächtig bleibt. Aggression, Ver-
drängung, Resignation oder auch Rückzug ins Private sind
häufig die Folge.
Doch: Wie wir gesehen haben, kann selbst ein einziger
Mensch mittels morphischer Felder seine Umgebung und
darüber hinaus die ganze Menschheit beeinflussen. Denn
das, was er gelernt oder erfahren hat, steht grundsätzlich
dem ganzen morphischen Feld „Mensch" zur Verfügung.
Und je mehr Menschen eine ähnliche Erfahrung machen,
desto größer ist das „Einspeisungspotenzial", um so
stärker schwingt durch morphische Resonanz das ganze
Menschheits-Feld mit. Wahrscheinlich ist es sogar notwendig, dass sich neue Formen des Zusammenlebens,
neue Gemeinschaften finden, um die erforderliche Arbeit
effektiver zu tun.

Angesichts der globalen und persönlichen Krisen sind heute grundlegende Veränderungen in den allermeisten Bereichen notwendig. Diese Veränderungen müssen allerdings beim Einzelnen beginnen. Eine Zwangstransformation als Diktat von „oben" ist bisher immer gescheitert (siehe Sozialismus) und wird auch zukünftig scheitern, weil wirkliche Umwandlung ein innerer Prozess ist, der nicht mittels Verordnungen – und seien sie auch noch so gut gemeint – vollzogen werden kann. Das gilt natürlich auch für die Versprechungen der Popular-Esoterik, die uns leichte Lösungen ohne eine wirkliche Ego-Umwandlung vorgaukeln möchte.

Es muss und wird daher eine Bewusstseins-Ausfaltung hin zu einer transrationalen, spirituellen Ebene sich ereignen. Denn: Betrachten wir die Welt, wie sie heute ist, dann reicht die ichbezogene und rationale Ebene offensichtlich nicht mehr aus. Daher muss und wird ein nächster Schritt getan werden, der in uns auf Aktivierung wartet: der Weg nach innen, den wir hier zwar in Anlehnung an einen Yoga-Weg die „psychische Transformation" genannt haben, der sich jedoch in fast allen religiösen Disziplinen in ähnlicher Form wiederfindet.

Wir sollten nicht warten, bis andere es für uns tun oder sonst wie auf ein Wunder hoffen. Denn wir benötigen keine Wunder, wir tragen bereits alle Möglichkeiten in uns. Je mehr Menschen die psychische Transformation wollen und in sich vollziehen, desto leichter, ja selbstverständlicher werden viele andere folgen. Wir sollten daher sofort bei uns selbst beginnen, um nach und nach aus kleinen Inseln ein Netzwerk psychisch transformierter Menschen zu knüpfen.

Dann wird es eine neue (demokratische?) Wirtschaftsordnung geben, die auf der Basis von Gerechtigkeit und
Ökologie funktioniert. „Erst der Sinn, dann der Gewinn!",
wird deren neues Motto sein. Die Geldmacht wird dadurch
ihren zerstörerischen Aspekt verlieren. Das neue Leitbild
der Gesellschaften wird nicht Wirtschafts-, sondern Be-
wusstseinswachstum sein.

Was das digitale Internet heute, das wird das spirituelle
„Internet" morgen sein. Das 21. Jahrhundert wird so zum
Jahrhundert einer globalen spirituellen Revolution.
Und das Motiv dieser Revolution wird psychische Liebe
sein.

Anhang

Dieser Leitfaden ist von seiner Konzeption her nur als Richtschnur gewollt und damit relativ offen. Er hat keinen Anspruch auf Vollständigkeit. Deshalb sollen im Anhang noch einige Hinweise für diejenigen folgen, die sich in bestimmten Bereichen vertiefen möchten.

Yoga

Der zentrale Bereich dieses Leitfadens ist der Yoga. Es gibt mittlerweile auch bei uns eine Fülle von Möglichkeiten, sich auf diesem Feld zu vertiefen.

In den allermeisten Fällen wird im deutschsprachigen Raum eine Form des (körperorientierten) *Hatha-Yoga* zumeist in Kursen an Volkshochschulen oder Yogaschulen angeboten, so dass Yoga zumindest für den hiesigen Raum zu einem Synonym für Hatha-Yoga geworden ist. Mittlerweile haben in Deutschland mehrere Millionen Menschen an solchen Kursen teilgenommen, wobei der spirituelle Charakter des Yoga in den Hintergrund gedrängt und vielerorts so etwas wie eine „Gesundheitsgymnastik" praktiziert wird, die z.T. sogar von den gesetzlichen Krankenkassen gefördert wird. In Indien, dem Herkunftsland des Yoga, sind (solche) Hatha-Yogis allerdings eine Minderheit. Wenn dort von Yoga gesprochen wird, dann ist i.d.R. nicht die westlich-säkularisierte Form des Hatha-Yoga gemeint, sondern fast immer eine geistige oder religiöse Disziplin – die Yoga von seinem Ursprung her auch immer war. Ein empfehlenswertes Buch zum Hatha-Yoga ist *Tatzki/Trökes/Pinter-Neise, Theorie und Praxis des Hatha-Yoga* (s. Literaturverzeichnis).

Als Grundlage für fast alle traditionellen Yoga-Schulen, also auch für den Hatha-Yoga, kann das *Yoga-Sutra* („Yoga-Merksätze") angesehen werden. Dieses Sutra wird dem „Seher" Patanjali zugerechnet und wurde vor ca. 2000 Jahren niedergeschrieben. Hierbei handelt es sich nicht um eine neue Lehre, sondern um eine (buddhistisch gefärbte) Zusammenfassung von damals bereits Vorhandenem. Das Herz des Yoga-Sutra bildet der *Astanga-Yoga,* der berühmte Achtgliedrige Pfad.

Hier werden der rechte Umgang mit sich selbst und anderen, Körperhaltungen und Atemübungen sowie die Stufen der Meditation – in allerkürzesten Merksätzen – mit großer Tiefe beschrieben. Allerdings erlaubt die kaum mehr zu überbietende „Dichte" der Sutras eine weit gefächerte Interpretation. Leider sind die Sutras dadurch ohne Interpretationshilfe durch einen kompetenten Lehrer oder Lehrerin kaum verständlich.

Empfehlenswerte Literatur zum Yoga-Sutra sind meines Erachtens *Patanjali, Die Wurzeln des Yoga* und *K.O. Schmidt, Selbst-Erkenntnis durch Yoga-Praxis* (s. Literaturverzeichnis).

Wo man einen kompetenten Yoga-Lehrer oder -Lehrerin in Wohnortnähe finden kann, ist u.a. über den *Berufsverband der Yogalehrenden in Deutschland e.V.* (s. Adressenverzeichnis) zu erfahren.

Die näher beschriebene psychische Transformation ist ein Glied des *Integralen Yoga,* der von dem indischen Mystiker, Philosophen und Dichter Sri Aurobindo (1872 – 1950) entwickelt und gelebt wurde. Die Schriften Sri Aurobindos sind recht umfangreich und aufgrund seiner humanistischen Erziehung in England stark vom westlichen Geist beeinflusst. Der Integrale Yoga kann daher als eine Brücke zwischen östlicher und westlicher Spiritualität gesehen werden. Als Einstiegsliteratur ist *Otto Wolf, Sri Aurobindo* oder *Satprem, Sri Aurobindo oder Das Abenteuer des Bewusstseins* zu empfehlen (s. Literaturverzeichnis). Weitergehende Vertiefungen sind in der Integralen Yogaschule Hamburg möglich (s. Adressenverzeichnis).

Tantrismus

Tantra-Seminare findet man in den einschlägigen Zeitschriften zu Hauf. Auch hier gilt es, das Angebot gründlich zu prüfen. Das gilt besonders für diejenigen, die mehr als „sexual healing" wollen.
Wie Tantrismus im alten Indien verstanden wurde, zeigt er folgende Textauszug:

Die Sadhana von Shabara und Shabari

(in leicht modifizierter Form zitiert nach Peter Gäng, Tantrischer Buddhismus, Experimentelle Mystik- Radikale Sinnlichkeit)

...Menschen, die voller Gier oder Hass sind,
Andersgläubigen insbesondere,
solchen, die durch Verletzungen verwundet sind im Geiste,
soll diese höchste Meditationsübung nicht gegeben werden.
...Wer dem Wohl der Lebewesen verbunden ist,
wer voller Mitgefühl das Erwachen ersehnt,
solch einem Menschen, Mann und Frau,
soll diese himmlische Meditationsübung gegeben werden.
...Man beginnt, die Vollkommenheit erstrebend,
den Geist auf das Wohl der Lebewesen gerichtet.
...Scham und ähnliche Gefühle muss man verlassen,
Hektik und Gier ebenso.
Kleinlichkeit, Konkurrenz und Zweifel

soll man schon von weitem meiden.

...Sie schminkt die Augen,
sie kämmt und schmückt die Haare,
dies soll die Vidya (» die Wissende «) vollbringen
ihrer natürlichen Anmut wegen.
...Ein liebevoller süßer Spross
auf dem Kopf, mit Zinnober eingefärbt,
auf der Stirn ein Strich als Zeichen
oder am Ohr geschmückt mit einer Blüte des Ashoka.
Anderen Schmuck hat sie abgelegt.
Ihre Halskette hängt gelöst herunter.

...Er setzt sich nieder in bequemer Sitzhaltung,
er ist nackt, sein Haar ist gelöst,
das linke Bein ist untergeschlagen,
das rechte streckt er aus.
Zwischen seine Beine setzt sich die Vidya,
sie ist nackt, ihr Haar ist gelöst,
sie ist mit ihrer natürlichen Anmut versehen,
sie ist voller Reife.
Er bietet ihr süßen Mangokuchen dar,
sie sitzt mit weit geöffnetem Lotos (Vulva),
und wie die beiden Arme der Göttin,
so breitet sie ihre Arme aus.
In ihrem ungehemmten Ursprung der Dinge
wird ein kreisrundes Mandala gezeichnet
mit dem kleinen Finger der linken Hand,
mit Safran und rotem Sandel.
...Und dies ist das Mantra des Mandalas...: » E «.
...Und den Ursprung, das große Lustverlangen,
das Mandala der Sonne stellt man sich vor,
mit sich ausbreitenden Strahlen, das Herz erquickend,
aufflammend als ein rotes » A «.
Nachdem man sie dort als Ursprung der Dinge geschaut hat,

entstanden aus dem roten ersten Laut » A «,
schaut man die herzerfrischende goldene Göttin,
flammend wie fließender flüssiger Purpur.
Sie trägt das Glück aller Sinnlichkeit,
Lichtstrahlen gehen von ihr aus, ihr Lotos bebt.
Sie ist Körper der Wahrheit, des gemeinsamen Genusses, der konkreten Erscheinung,
sie hat alle Gestalten und ist ohne jedes Kennzeichen.
Den Aufgang des völlig Neuen, das Rote,
die lebendige Welt vermischt mit Sonne und Mond
sieht man als Embryo wurzelnd im Schoß,
vibrierend, einem Rad gleichend.
...Mit seinen von den Hüften aus ausgebreiteten Armen
hält er die Göttin voll Hingabe umarmt,
er ist voll entfaltet. Mit seinem verborgenen Diamanten (Phallus)
macht er die Vilasini (die Göttin/Partnerin) tanzen.
...Und in den von der großen Göttin
ausgehenden Strahlen geschmolzenen Goldes
werden ihrer beiden Gefühle eins.
...Das Glück des großen Lustverlangens ist erlangt.

(Sie singt für ihn:)
 » Voll klarer Freude des großen Glücks bist du,
ungeteilt bist du mit mir zusammen,
gib mir die lustvolle Umarmung,
Herr des Tanzes, Verehrung dir! «

(Er singt für sie:)
» Voll klarer Freude des großen Glücks bist du,
ungeteilt bist du mit mir zusammen,
gib mir die lustvolle Umarmung,
Vilasini, Verehrung dir! «

(Beide singen gemeinsam:)
» Aus einem Keim entstanden ist die Welt,
die aus Prajna (das Eine) und Upaya (die Vielheit) gebildet ist.
Aus allen Frauen gebildet ist die Göttin,
aus allen Männern gebildet ist der Gott.
Ungeteilt bist du, großes Lustverlangen,
den Sinn spontaner Gemeinsamkeit verwirklichst du.
Komm, vollziehe die Vereinigung,
du, großmächtig in der Diamantenhaltung! «

...Das Mantra im Lotos der Göttin leuchtet
wie eine Kette von Leuchtkäfern,
tritt (mittels des Atems) am Diamanten ein, bewegt sich zum Nabel,
zur Brust,
und wird durch die Nasenlöcher ausgesandt.
Durch die Höhlung der Nase der Göttin
eingedrungen, über den Weg zum Lotos
kommt es wieder in den Diamanten.
So sieht man das Gehen und Kommen.
Dies nennt man das wiegende Mantrasprechen,
das in Kürze zur Vollkommenheit führt.
Durch diesen vorzüglichsten Yoga wird man
zusammen mit der Partnerin zu einem Vollkommenen.
...Zerschnitten wird das Gestrüpp der Dinge,
die aus den Wurzeln der geistigen Prägungen gewachsen sind.
Wenn sie vollständig verbrannt sind,
dann geht man in die Stille ein, ein Wind, der sich legt.
Dieser Wind löst sich in einem Schritt
wie der Regenbogen im Meer des Himmels auf;
der Himmel löst sich auf in der spontanen Gemeinsamkeit,
im Meer des Erwachens – im Großen Aufgang.

Psychotherapie

Auch in dem Bereich der Psychotherapie hat sich in den letzten Jahren in spiritueller Hinsicht einiges getan. Besonders zu erwähnen sind hier Stanislav und Christina Grof, deren Arbeit im Bereich der *Transpersonalen Therapie* sicherlich eine Pionierleistung war. Christina Grof gründete 1980 das *Spiritual Emergency Network – SEN* (SEN Deutschland s. Adressenverzeichnis).

Ganzheitliche Therapieformen, die die spirituelle Dimension des Menschen integrieren, verlassen im Bewusstsein der Öffentlichkeit langsam den Bereich des Exotischen und finden zunehmend Interesse. Dabei ist es nicht immer leicht, die Spreu vom Weizen, das Esoterisch-dilettantische vom wirklich Tiefen zu trennen. Letztendlich muss jeder prüfen, was persönlich stimmt (eine kleine Auswahl s. Adressenverzeichnis).

Tauschringe

Die Idee der Tauschringe wurde in den USA wiederentdeckt und breitete sich von dort über ganz Europa aus. Mittlerweile gibt es in Deutschland mehr als 200 Tauschringe mit ca. 20 000 Mitgliedern, deren andere Form des wirtschaftlichen Miteinanders besonders (aber nicht nur) Arbeitslosen und anderen Ausgegrenzten zugute kommt, weil hier kein offizielles Geld benötigt wird. Es gibt zwar genügend Arbeit überall, aber immer weniger bezahlte Arbeitsplätze. Rasante Produktivitätssteigerungen lassen die Herstellung von Gütern und Dienstleistungen mit immer weniger Menschen zu, ohne dass an anderer Stelle neue Arbeitsplätze entstehen. Tauschringe könnten helfen, die von diesem System Ausgegrenzten zum Teil wieder ins gesellschaftliche Leben zu integrieren und eine Art zinslose Parallel-Marktwirtschaft zu installieren. Leider zeigen die Erfahrungen, dass zwar Idee und Konzept grundsätzliche Zustimmung finden, aber in der Praxis doch noch einige Schwierigkeiten mit der Umsetzung aus dem Weg zu räumen sind. So sind Tauschringe im ländlichen Raum wenig erfolgreich, weil die Entfernungen zwischen den Teilnehmern häufig zu groß sind und dadurch ein intensiverer Handel verhindert wird. Wenn die Oma fürs Babysitting oder der Arbeitslose fürs Rasenmähen sich ins Auto setzen müssen, dann läuft die Idee des Tauschhandels leicht ins Leere. Außerdem möchten viele „cash" sehen und arbeiten dann doch lieber „schwarz". Vielleicht wird aber durch eine größere Wirtschaftskrise oder eine tiefer gehende Transfomation der Einzelnen der Blick auf die Tauschringe in gar nicht ferner Zeit ein anderer werden (s. Adressenverzeichnis).

Anmerkungen

[1] Sri Aurobindo: Das göttliche Leben I, Hinder+Deelmann 1991, S. 188-189

[2] -: Der integrale Yoga, rororo 1983, S. 20

[3] -: Das göttliche Leben I, Hinder+Deelmann 1991, S.310-311

[4] -: Der integrale Yoga, rororo 1983, S. 65

[5] -:S. 65

[6] -: S. 74

[7] -: S. 74-75

[8] Schmidt, Karl O.: Selbst-Erkenntnis durch Yoga-Praxis, Drei Eichen 1983, S. 49

[9] Sri Aurobindo: Der integrale Yoga, rororo 1983, S. 62

[10] -: S. 79

[11] -: S. 76

[12] -: S. 76-77

[13] Sheldrake, Rupert: Das Gedächtnis der Natur, Piper 1996, S. 116

[14] zitiert nach: Wilber, Ken: Eros, Kosmos, Logos, Krüger 1996, S. 37/41

[15] Sheldrake, Rupert: Das Gedächtnis der Natur, Piper 1996, S. 159

[16] -: S. 148

[17] Harman, Willis/Rheingold, Howard: Die Kunst, kreativ zu sein, Scherz 1989, S. 240

[18] Wilber, Ken: Eros, Kosmos, Logos, Krüger 1996, S. 285

[19] -: S. 285

[20] -: S. 286

[21] -: S. 287

[22] Grof, Christa/Grof Stanislav: Spirituelle Krisen, Kösel 1990, S. 216

Literaturverzeichnis

Capra, Fritjof, Das Tao der Physik, Scherz 1994

Cameron, Julia, Der Weg des Künstlers, Knaur 2000

Gäng, Peter, Tantrischer Buddhismus, Theseus 2001

Grof, Christa/Grof Stanislav, Spirituelle Krisen, Kösel 1990

Harman, Willis/Rheingold, Howard, Die Kunst, kreativ zu sein,
      Scherz 1989

Kaku, Michio, Im Hyperraum, rororo 2002

Kennedy, Margit, Geld ohne Zinsen und Inflation, Goldmann
      TB 1994

Kybalion, Arkana 1981

Lexikon der östlichen Weisheitslehren, O.W. Barth 1994

Patanjali, Die Wurzeln des Yoga, O.W. Barth 1993

Satprem, Sri Aurobindo oder Das Abenteuer des Bewusstseins,
      Hinder + Deelmann 1991

Schmidt, Karl O., Selbst-Erkenntnis durch Yoga-Praxis,
      Drei Eichen 1983

Sheldrake, Rupert, Das schöpferische Universum, Meyster 1983

    -: Die Wiedergeburt der Natur, rororo 1994

    -: Das Gedächtnis der Natur, Piper 1996

Shaw, Miranda, Frauen, Tantra und Buddhismus, Fischer 2000

Sri Aurobindo, Wenn die Seele singt, Patmos 1986

    -: Der integrale Yoga, rororo 1983

    -: Das Abenteuer des Denkens, Patmos 1986

    -: Briefe über den Yoga, SABDA Pondicherry (India) 1988

    -: Licht auf Yoga, Hinder + Deelmann 1990

    -: Das göttliche Leben, Hinder + Deelmann 1991

    -: Die Synthese des Yoga, Hinder + Deelmann 1991

    -: Savitri, Hinder + Deelmann 1992

Tatzki/Trökes/Pinter-Neise, Theorie und Praxis des Hatha-Yoga,
      Via Nova 1995

Wilber, Ken, Eros, Kosmos, Logos, Krüger 1996

    -: Eine kurze Geschichte des Kosmos, Fischer TB 1997

Wolf, Otto, Sri Aurobindo, rororo 1988

Adressenverzeichnis

Berufsverband der Yogalehrenden in Deutschland e.V. (BDY)
37073 Göttingen
www.yoga.de

Integrale Yogaschule Hamburg
20146 Hamburg
www.integrale-yoga-schule.de

Netzwerk für spirituelle Entwicklung und Krisenbegleitung e.V.
SEN – Deutschland e.V.
79682 Todtmoos-Rütte
www.senev.de

Heiligenfelder Kliniken
97688 Bad Kissingen
www.heilgenfeld.de

Integrale Psychologie
Dipl.-Psych. Yvonne Ferger
57642 Alpenrod
www.integrales-bewusstsein.de

Zentrum für Experimentelle GesellschaftsGestaltung
ZEGG
14806 Belzig
www.zegg.de

Initiative anders besser leben
Oekomenische Gesellschaft
10117 Berlin
www.anders-besser-leben.de

Tauschringe
www. tauschringe.de
www.tauschringe.org

Glossar

Achtgliedriger Yoga-Pfad – Übungsweg in > Patanjalis >
   Yoga-Sutras

Buddhismus – vom historischen Buddha begründete Religion

chitta – (Sanskrit) Geistsubstanz, Gedanken, Gemüt

Chymische Hochzeit – die höchste Vereinigung von Gott und
   Mensch

Hinduismus – Sammelbegriff für die Religionen Indiens

Holon – Etwas, das gleichzeitig ein Teil und Ganzes ist, ein
   „Teil-Ganzes"

Intuition – eine nicht-mentale Erkenntnis

Individuation – die Reifung der Persönlichkeit (nach C.G. Jung)

linga – (Sanskrit) Phallus

Materialismus – philosophische Lehre, die die ganze Wirklichkeit
   auf Materie zurückführt

Morphose – Gestaltwerdung in der Biologie

Narzissmus – Ichbezogenheit

nirodha – (Sanskrit) die Stille, die Ruhe

Patanjali – indischer Weiser/Gelehrter ~ 2 Jh. v.u.Z. – 4 Jh. n.u.Z,
   Verf. der >Yoga-Sutras

Psyche – (altgriechisch) Hauch, Seele

Tantra/Tantrismus – ein spirituelles Übungssystem im > Hinduis
   mus und > Buddhismus

vritti – (Sanskrit) eine Bewegung in der > chitta

viveka – das Unterscheidungsvermögen zwischen dem
   Wirklichen und dem Unwirklichen

shradda – (Sanskrit) Glaube, Vertrauen

Yoga – (Sanskrit) ein spirituelles Übungssystem im >Hinduismus

Yoga-Sutras – Lehrsprüche des > Patanjali

Yogi/Yogini – (Sanskrit) männl./weibl. Yogaübende

Yoni – (Sanskrit) Vulva